JN102509

JPLS

小児診療初期対応コース

Japan Pediatric Life Support

ガイドブック

監修：公益社団法人日本小児科学会
編集：日本小児科学会JPLS委員会

改訂第2版

へるす出版

本書〔Ⅳ　心停止の予防と迅速な初期対応，Ⅴ　小児の一次救命処置，Ⅵ　小児の二次救命処置〕(p.67～138) は，『改訂6版 救急蘇生法の指針2020医療従事者用』（日本救急医療財団心肺蘇生法委員会監修，へるす出版，2021年）より，転載したものである。

はじめに
『JPLS ガイドブック改訂第2版』発行によせて

「防ぎうる心停止から子どもたちを守る」ことを目的として2016年12月に第1回JPLSコースが開催されてから、早くも7年が過ぎました。2020年3月から1年余りの間、コロナ禍のため開催を中止せざるを得ない時期がありましたが、2023年11月には第100回コースが開催されました。JPLSコースは、心肺蘇生技術のみを伝達するものではなく、小児診療における初期評価と初期治療を包括した初期対応の知識・技術・態度（情意）にわたる広い内容を伝達するものであり、そのような理念のもと、開催数は年々増加しています。

私は、2020年度から4年間、担当理事を務めさせていただき、委員の先生方と時間を共にさせていただきました。いずれの先生も救急・集中治療などの日々の小児医療で忙しい中、委員会ではプレテスト・事前学習から事後学習・ポストテストに至るコースの体制や、講師養成に関して熱く議論され、さらに各サブグループでの仕事を日常業務の合間を縫って対応されています。初代　太田邦雄委員長、現　賀来典之委員長をはじめとした、熱意のある委員の先生方に支えられ、JPLSコースは、ますます発展していくものと思います。

そのような中、2021年に『JPLSガイドブック（初版）』が発刊され、このたび、その『第2版』が発行されることになりました。JPLSコースは全国の専門医取得を目指す若手の先生の教育としてのみならず、すでに臨床経験豊かな先生方の学び直しとしましても、高く評価されています。未来を担う子どもたちに対する思いを込めてご尽力いただいております、JPLS委員会の先生方をはじめ、関係されたみなさまに深謝いたします。

2024年5月24日

日本小児科学会JPLS委員会 2020－23年度担当理事

竹島　泰弘

目 次

Ⅰ JPLS コースの目的と背景 ···················· 1

① JPLS コース誕生までの経緯 ... 2
② 救急蘇生ガイドラインの成立 ... 5
③ JRC 蘇生ガイドライン 2020 に影響を与えた
   ILCOR 国際コンセンサスの論点 ... 7
   Column 学生教育・初期研修からの小児蘇生 ... 4
   Column 救急隊員と JPLS ... 6
   Column with/after COVID-19 時代の小児蘇生 ... 12

Ⅱ JPLS コースの構成と特徴 ···················· 13

① JPLS コースの学習到達目標 ... 14
② JPLS コースの学習方法 ... 16
   ❶ 事前学習と当日までの準備 ... 16
   ❷ 当日グループ学習アジェンダ ... 16
   ❸ 事後学習と修了証発行 ... 18
③ 成人学習理論と JPLS 講師養成コース ... 19
   ❶ 成人学習理論 ... 19
   ❷ JPLS 講師養成コース ... 20
   Column 看護師と JPLS ... 15
   Column 小児の primary care を担う小児科クリニックの皆さんへ ... 22

Ⅲ JPLS コースハンドブック 23

① 小児診療初期対応における小児の評価 24
■ 学習到達目標 24
　❶ 第一印象 25
　❷ 一次評価（ABCDE 評価） 27
■ コース当日の流れ 33
■ JPLS 評価対応カード 34

② 呼吸障害に対する初期対応 36
■ 学習到達目標 36
　❶ 呼吸障害とは何か？ 37
　❷ 小児の呼吸生理の特性 37
　❸ 呼吸障害への初期対応と必要な医療資機材 37
■ コース当日の流れ 39

③ 循環障害に対する初期対応 41
■ 学習到達目標 41
　❶ 循環障害とは何か？ 42
　❷ 小児の循環生理の特性 42
　❸ 循環障害への初期対応 43
■ コース当日の流れ 44

④ 徐脈/心停止に対する対応 45
■ 学習到達目標 45
　❶ 徐脈への対応（徐脈アルゴリズム） 46
　❷ 心停止への対応（一次救命処置・BLS アルゴリズム） 46
■ コース当日の流れ 47

⑤ 安定化と搬送 48
■ 学習到達目標 48
　❶ わが国の小児医療体制 49
　❷ 重篤小児の搬送 49
　❸ 搬送におけるコミュニケーション 50

❹ 転院搬送を受ける側の心構え　50

● さいごに　52

■ 搬送における心得　52

■ コース当日の流れ　53

⑥ テーマ学習　54

● はじめに　54

❶ 傷害と事故　55

■ 学習到達目標　55

❶ 身近にあふれている出来事　56

❷ 傷害 injury と事故 accident　56

❸ 子どもを危険から守るための心構え　56

❹ 日本小児科学会の取り組み　57

● さいごに─日頃の小さな取り組みが子どもの未来を救う　57

❷ 虐　待　58

■ 学習到達目標　58

❶ 小児救急診療と子ども虐待　59

❷ 子ども虐待の認識は「子どもと家族への援助」のきっかけ　59

❸ 早期発見　60

❹ 安全確保　60

❺ 通告と告知　60

● さいごに　61

❸ アナフィラキシー　62

■ 学習到達目標　62

❶ アナフィラキシーとは　63

❷ アナフィラキシーの症状　63

❸ アナフィラキシーと心停止　65

❹ アナフィラキシーへの対応　65

● さいごに　65

Column 「心停止が切迫している」に込めた思い　26

Column 急速輸液と 24G より太い留置針　43

Column 小児外傷初期診療の場が虐待見逃しの場にならないために 58

Ⅳ 心停止の予防と迅速な初期対応 ……………… 67

❶ 小児・乳児の定義 68

❷ 救命の連鎖 68

　1．心停止の予防 68

　2．早期認識と通報 69

　3．一次救命処置（心肺蘇生と AED） 69

　4．二次救命処置と集中治療 69

❸ 小児の死因と心停止の予防 70

　1．乳児突然死症候群（SIDS） 71

　2．異物誤嚥・誤飲・中毒 72

　3．溺　水 72

　4．火　災 72

　5．転倒・転落 73

　6．交通事故 73

　7．自　殺 73

　8．虐　待 74

　9．重症細菌感染症 74

❹ 切迫心停止への初期対応―迅速な初期評価 75

　1．心停止に至る致死的病態 75

　2．系統的な初期評価のアプローチ 77

❺ 切迫心停止への初期対応―迅速な初期治療 83

　1．呼吸障害に対する初期治療 83

　2．循環障害に対する初期治療 84

❻ 救急医療体制―院内心停止の予防 86

Ⅴ　小児の一次救命処置 ································· 87

▮1 小児に対する心肺蘇生　　88
- ❶ 安全を確認する　　88
- ❷ 反応を確認する　　88
- ❸ 応援要請と資器材の手配　　90
- ❹ 心停止の判断　　90
- ❺ 心肺蘇生（CPR）　　92
  - 1. 胸骨圧迫　　92
  - 2. 気道確保と人工呼吸　　95
  - 3. 胸骨圧迫と人工呼吸の組み合わせ　　97
- ❻ AED/除細動器到着後の CPR　　97
- ❼ CPR の継続と終了　　98

▮2 小児に対する AED　　98
- ❶ 未就学児用パッドと未就学児用モード　　98
- ❷ 使用手順　　99

▮3 小児の気道異物除去　　101
- ❶ 反応がある場合　　101
- ❷ 反応がなくなった場合　　102

> **TOPICS 1**　小児に対する胸骨圧迫の最適な深さ　　95

Ⅵ　小児の二次救命処置 ································· 105

▮1 心停止アルゴリズム　　106
- ❶ 心肺蘇生と電気ショック　　106
  - 1. 除細動器または心電図モニター装着　　106
  - 2. CPR の再開　　108
- ❷ 二次救命処置（ALS）　　108
  - 1. 可逆的な原因の検索と是正　　108
  - 2. 静脈路/骨髄路確保　　108

　　3．薬物投与　108
　　4．高度な気道確保　109
❸ 心拍再開後の集中治療　112
　　1．呼吸管理　112
　　2．循環管理　113
　　3．体温管理　113
　　4．血糖・電解質管理　114
　　5．小児集中治療と集約化　115
② 心室細動/無脈性心室頻拍　115
❶ 心室細動/無脈性心室頻拍とは　115
❷ VF/無脈性 VT への対応原則　115
❸ VF/無脈性 VT が持続・再発する場合の対応　116
③ 無脈性電気活動/心静止　116
❶ 無脈性電気活動/心静止とは　116
❷ PEA/心静止への対応原則　116
❸ 原因の検索と是正　117
④ 電気的治療　117
❶ 除細動器の電極　117
　　1．電極パドル　117
　　2．電極パッド　117
❷ エネルギー量　118
⑤ CPR の評価　118
❶ 心エコー検査　118
❷ 呼気 CO_2 モニタリング　119
⑥ 薬物投与　119
❶ 蘇生時の薬物投与経路　119
　　1．静脈内投与（IV）　119
　　2．骨髄内投与（IO）　119
　　3．気管内投与（IT）　120
❷ 蘇生に用いる薬物　120

▮7 気道確保と呼吸管理　120

❶ 気管挿管　120

　　1. 喉頭鏡のブレード　120

　　2. 気管チューブ　122

　　3. 気管チューブ先端位置の確認　123

　　4. 輪状軟骨圧迫　124

❷ 声門上気道デバイス　124

❸ 外科的気道確保　124

❹ 人工呼吸と安全管理　124

　　1. 気管チューブの固定と保持　124

　　2. 呼気 CO_2 モニタリング　125

　　3. 人工呼吸　125

　　4. 気道の加湿と吸引　125

　　5. DOPE　125

▮8 徐脈・頻拍への緊急対応　126

❶ 徐　脈　126

❷ 頻　拍　128

　　1. 血行動態が不安定な頻拍　128

　　2. 血行動態が安定している頻拍　130

▮9 ショックへの緊急対応　131

❶ 初療室・救急外来での対応　131

　　1. 循環血液量減少性ショック　131

　　2. 心原性ショック　132

　　3. 心外閉塞・拘束性ショック　132

　　4. 血液分布異常性ショック　132

❷ 集中治療室での対応　134

　　1. 循環血液量減少性ショック　134

　　2. 心原性ショック　134

　　3. 心外閉塞・拘束性ショック　134

　　4. 血液分布異常性ショック　135

⑩ 特殊な状況下の二次救命処置 135

❶ 外 傷 135

❷ 肺高血圧 135

❸ 先天性心疾患 136

   1. 単心室 Stage Ⅰ（第 1 期）術後 136

   2. 両方向性 Glenn 術後および Fontan 術後 136

⑪ ECPR 136

⑫ 小児蘇生をめぐる倫理的諸問題 137

❶ 心停止中の予後評価 137

❷ 蘇生中の家族の同席 137

❸ 蘇生の中止 138

❹ 死後の原因検索 138

TOPICS 2 小児に対するアドレナリン初回投与のタイミング 110

TOPICS 3 高度な気道確保がなされた心停止小児の
蘇生時の換気回数 111

TOPICS 4 小児に対するバッグ・マスク換気と高度な気道確保 112

TOPICS 5 小児に対する心拍再開後の体温管理療法（TTM） 114

Ⅶ 重篤小児の安定化と施設間搬送 139

● はじめに 140

❶ 転院の決断 140

❷ 搬送前の安定化 140

❸ 搬送方法の選択 141

❹ 搬送用資機材の準備 142

❺ 車内収容時の注意点 142

❻ 搬送中の家族対応 144

❼ 搬送中の緊急時対応 144

❽ 到着後 145

❾ 搬送後の考証 145

⑩ わが国の施設間搬送の未来　　　　　　　146

● さいごに　　　　　　　　　　　　　　146

付　録　　　　　　　　　　　　　　　　　148

JPLS 委員会　委員・オブザーバー　　　　155

索　引　　　　　　　　　　　　　　　　　156

I

JPLS コースの目的と背景

① JPLS コース誕生までの経緯

　小児を対象とした救急蘇生の素養を身につける医学教育コースとしては，世界中でさまざまなコースが実施されている。海外ではBLS（Basic Life Support）にはじまり，PALS（Pediatric Advanced Life Support），EPLS（European Paediatric Life Support），APLS（Advanced Pediatric Life Support）などが展開されてきた。外傷を含めれば，BTLS（Basic Trauma Life Support），ATLS（Advanced Trauma Life Support）など多岐にわたる。

　わが国では，BLS に加えて PALS が 2002 年以降に導入され，日本小児科学会の小児科領域専門医更新単位〔(iii) 小児科領域講習〕としても学会から認知されるに至った。しかしながらこれらは，わが国の『救急蘇生法の指針』に対して，細部において必ずしも準拠しておらず，国内事情に完全に呼応したものではなかった。さらに，日本小児科学会が主体的に内容を精査したものでもなかった。

　「小児科医の到達目標-小児科専門医の教育目標-」第 22 項「救急」の一般目標には，「小児の救急疾患の特性を熟知し，バイタルサインを把握して年齢と重症度に応じた処置及びトリアージを行い，高次医療施設に転送すべきか否かとその時期を判断できる」「差し迫った生命の危険に対して直ちに救命処置を行い，救命処置の最新医療・医学情報の吸収に努める」との記載がある。日本小児科学会では，当時の五十嵐隆会長のご指示のもとで，小児医療委員会のち小児救急委員会（市川光太郎委員長・布井博幸担当理事のち寺井勝担当理事）において，小児蘇生教育にかかる検討が 2012 年から開始されることになった。

　小児科専門医研修施設を対象としたアンケート調査を実施した結果，小児救急蘇生教育には現場だけでは不十分であり，何らかの教育コースが必要であると，指導層のほとんどが認識していた。また，教育コースの内容としては，技術的側面だけに限定されない広範な内容を望む声が多くみられた。

　こうした日本小児科学会員の声をもとに，日本小児科学会として

小児救急蘇生にかかる教育コースの策定を企画することとなった。β版の複数回にわたる開催をもとに内容が練られ，2016年の春には正規コースとして理事会の承認を得るに至った。

コースの名称としては，蘇生技術のみを伝達するのでなく，小児診療における初期評価と初期治療を包括した初期対応の知識・技術・態度にわたる広い伝達をしたいという思いを込めて，「小児診療初期対応コース」という日本語名称をつけ，究極的には小児を対象とする life support が目的であるため，英語名称としては"Japan Pediatric Life Support（JPLS）"コースとした。

JPLSでは，BLSを核とした心肺蘇生技術に加え，心停止の危険性の早期認識と早期対応の知識・技術・態度の伝達を目的としており，小児に対する心肺蘇生といった非日常的でまれな事象だけを対象としたものではなく，小児科外来でも小児科病棟でも日常的に応用可能な内容を包括している。この内容はまさに，救命の連鎖（chain of survival）の最初の鎖である，心停止の予防に該当する重要な内容となっている。

2016年12月10日の初回開講以来2024年7月1日までに，通常コース131回と講師養成コース15回が開催され，1,465名のJPLS修了と113名の講師を認定した。また，全課程修了で小児科領域専門医更新単位ⅲ）小児領域3単位が取得可能ともなった。さらに，JPLSコース開催にかかる業務量の増加を勘案し，小児救急委員会から2018年にJPLS委員会が独立して日本小児科学会の常置委員会となったことも，特記すべき時代的変遷である。

JPLSの対象としては，小児科専門医を目指す後期研修医のみならず，初期研修医，開業医家，救急医などの他科医師，さらには看護師，救急救命士などと，職種や専門によらないとするのが本来の設計であった。今後は，多領域多職種へ向けた，より普遍的な広がりが期待される。

防ぎうる心停止から子どもたちを守ることが，JPLSの最終目的であり，今後の展開に引き続き尽力したい。

文　献

太田邦雄，種市尋宙，賀来典之，他：「防ぎうる心停止から子どもたちを守る」日本小児科学会小児診療初期対応コース（Japan Pediatric Life Support；JPLS course）の開発経緯と今後の展望．日小児会誌 127：795-803, 2023.

　2024 年 6 月現在において，JPLS コースの受講資格は，日本小児科学会員に限られている。

小児診療初期対応コース

　しかし，JPLS コースの対象としては，小児科専門医を目指す専攻医のみならず，臨床研修医，開業医家，救急医などの他科医師，さらには看護師，救急救命士などと，職種や専門によらないとするのが本来の設計である。

　また，JPLS コース修了の後には NRP（The Neonatal Resuscitation Program）ほか，PALS はじめ APLS/ATLS などのさまざまなコース受講に進むと，より効果的である。そのためにも，小児科専攻医となってから日本小児科学会会員となり，その後に JPLS コース受講を申し込む流れのままでは，専門研修期間のうちにこれらをすべて完了することは，時間的に困難となる可能性がある。それ以上に，小児科専門研修はもとより，臨床研修医あるいは学生として小児科をローテーションする際に，JPLS の基本的知見があるとなお効果的とも考えられる。

　今後の JPLS の展開としては，医師については卒前教育・臨床研修・専攻医研修，そして生涯研修と続くシームレスな連続性を，さらには小児医療従事者の多職種教育をも見据え，小児医療・小児科学の教育の軸を支える構造の一つとしての JPLS コースを制度設計していくことも，将来像として視野に入れるべきであろう。

② 救急蘇生ガイドラインの成立

JPLS は，日本救急医療財団心肺蘇生法委員会の監修による『改訂 6 版 救急蘇生法の指針 2020 医療従事者用』に準拠している。これはまた，日本蘇生協議会（Japan Resuscitation Council：JRC）による『JRC 蘇生ガイドライン 2020』に立脚している。

日本救急医療財団は，救急医療にかかる研究助成・教育啓発，救急救命士関連試験事務，医師・看護師・救急救命士・救急隊員その他の救急医療に従事する者の資質向上のための研修を行い，国民の健康と福祉向上への貢献を目的とした一般財団法人である。この財団傘下の心肺蘇生法委員会は，日本医師会はじめ多くの関連機関・学会および行政組織の代表によって構成されている。

『救急蘇生法の指針』は 1994 年に日本医師会救急蘇生法教育検討委員会が初版を上梓し，その後，日本医師会の了解のもと，日本救急医療財団心肺蘇生法委員会が改訂を行い，2002 年に改訂 2 版，2007 年に改訂 3 版，2012 年に改訂 4 版，2016 年に改訂 5 版，2021 年には改訂 6 版が出版された。

日本蘇生協議会は，アジア蘇生協議会（Resuscitation Council of Asia：RCA）を構成し，国際蘇生連絡委員会（International Liaison Committee on Resuscitation：ILCOR）には 2000 年から参画している一般社団法人である。わが国における蘇生科学研究の発展・蘇生法普及と同時に，アジアの蘇生科学の進歩を世界に向けて発信する役割を担っている。

『JRC 蘇生ガイドライン』は 2011 年と 2016 年に出版されたが，2021 年に改訂された。これは GRADE による ILCOR 国際コンセンサス（International Consensus on cardiopulmonary resuscitation and emergency cardiovascular care Science with Treatment Recommendations：CoSTR）に準拠している。

2021 年改訂の『JRC 蘇生ガイドライン』と『救急蘇生法の指針』に影響を与えた CoSTR の小児蘇生領域の論点については，次項で詳述するが，これにより JPLS コースの内容についても，これらの

変更に基づいて継続的にアップデートされている。

　なお，JRC における小児蘇生領域の研究・啓発活動の発端は，故山田至康先生（当時の日本小児救急医学会理事長・順天堂大学教授）のご理解ご尽力により，心肺蘇生特別委員会が設置されたことに始まる。現在は，日本小児科学会（小児救急・集中治療委員会）をはじめとして，日本小児救急医学会（心肺蘇生委員会），日本集中治療医学会（小児集中治療委員会），日本小児麻酔学会の4学会共同作業であたっている。

Column

救急隊員と JPLS

　JPLS のコンセプトは「防ぎうる心停止から子どもたちを守る」ことで，病院前救護活動における救急隊員においてもこのコンセプトは共有される。救急隊員の役割は，緊急度を適切に判定し，観察した内容から緊急度・症候などに応じた応急手当と医療機関を選定することである。救急搬送される小児の傷病者は軽症が多いが，まれに緊急度や重症度の高いケースも遭遇する。さらには，第一印象で軽症と思われても重症のケースであることも存在する。小児では，早期介入・適切な搬送を行うことにより，よりよい予後をもたらされることが期待される。

　JPLS コースは救急隊員に対して，小児評価法，呼吸障害への初期対応のスキル以外にも，「救命の連鎖」での予防の重要性について学ぶ場を提供する。また，子どもの診療の全体像における多職種の役割を共有することにより，病院前活動について振り返る機会となる。

　今後は小児科医のみならず，さまざまな職種が JPLS コースを受講できることが望まれる。一方，それぞれの職種が学びやすい教材や環境を提供することが委員会の役目であろう。JPLS コースが多くの職種に普及することにより，小児医療の向上とともに，防ぎうる心停止から子どもたちを守ることが実践され，かけがえのない命を救い，よりよい転帰がもたらされることを望んでやまない。

JRC 蘇生ガイドライン 2020 に影響を与えた ILCOR 国際コンセンサスの論点

　2015 年以降になって，ILCOR に新しいエビデンス・レビューの仕組み（持続的エビデンス評価）が導入された。心肺蘇生にかかる研究がさらに活性化され，継続的に重要な研究結果が発信されており，5 年に一度のアップデートでは最新化が追いつかないという理由からである。2017 年以降から JRC 蘇生ガイドライン 2020 作成に至るまでに，29 本ものシステマティック・レビューが，複数のタスクフォースから発信された。また，CoSTR サマリーが 2017 年以降毎年報告されている。

　https://www.ilcor.org/publications

　これらは JRC において順次翻訳され，わが国としての見解と適用が附記されたうえで公開されてきた。小児蘇生領域では，これまでに 7 つの課題とそれぞれに対する推奨と提案が発表されてきた。これらの課題に対する JRC 蘇生ガイドライン小児分野の考え方は以下のとおりである。

1. 小児に対するバイスタンダー CPR

　小児の院外心停止に対して，バイスタンダーは，人工呼吸付きの CPR を実施することが提案され，もしも CPR の一環として人工呼吸を行うことができなければ，少なくとも胸骨圧迫を行うことが引き続き推奨されている。

　この推奨と提案は，『JRC 蘇生ガイドライン 2015』（G2015）と本質的な相違はない。エビデンスとなるデータが日本と北米からきていることからも，G2015 を変更する必要はないと判断された。一方，エビデンスが出ている地域が世界規模では偏在していることや，胸骨圧迫のみの CPR と人工呼吸付きの CPR の等価性を証明したものではないなど，エビデンスの解釈には注意が必要である。また，小児に対するバイスタンダー CPR の実施率が上昇しているものの上昇率は軽度にとどまり，その内訳として人工呼吸付きの CPR の実施率が低下していることは[1]，小児に対する CPR の市民啓発のあり方

を再評価する必要性も示唆しており，今後の重要な検討課題の一つ
である。

2. 小児に対する抗不整脈薬

　小児のショック抵抗性心室細動（VF：ventricular fibrillation）/無
脈性心室頻拍（VT：ventricular tachycardia）に対してアミオダロ
ンあるいはリドカイン使用が推奨された。

　この推奨は，G2015と本質的な相違はない。新規に追加されたエ
ビデンスがないことからも，G2015を変更する必要はないと判断し
た。一方，今回の改訂議論において，小児のショック抵抗性VF/無
脈性VTと成人のそれの原因論の相違が議論され，小児を対象とし
たデータの重要性がさらに認識された。わが国で開発されたニフェ
カラントについても議論の俎上にはあがったものの，エビデンスが
不十分なため記載に至っておらず，今後の重要な検討課題の一つで
ある。

3. 通信指令員による心肺蘇生指導（小児）

　通信指令室には，通報者に対して小児心停止傷病者のCPRを口頭
指導できるようなシステムを備えることが推奨された。バイスタン
ダーCPRがなされていない状況下では，通信指令員による口頭指導
を行うことが推奨された。すでにバイスタンダーCPRが開始されて
いる場合には，通信指令員がCPRの口頭指導を行うことも行わない
ことも，推奨されていない。

　G2015では，小児傷病者に対する通信指令員による心肺蘇生指導
に関する推奨はなかった。今回のアップデートでは，小児の心停止
が疑われる場合，通信指令員による口頭指導を行うことが強く推奨
されている。また，小児の心停止に対してバイスタンダーCPRがな
されていない状況下では，通信指令員による口頭指導を行うことが
強く推奨されている。

　大きな方向性としてはこの方針に同意するが，解決すべき重要な
課題が複数ある。(1) 小児の心停止をどのようにして疑い，CPRの
手順に進むべきだと通信指令員が判断するか。(2) 通信指令員によ
る口頭指導の内容をどうすべきか。すなわち，院外心停止が疑われ
る成人に対しては，胸骨圧迫のみのCPRを指導することが推奨され
ているが，人工呼吸と胸骨圧迫を行うことが推奨されている小児に
対してはどのように口頭指導すべきか。現時点でのエビデンスは非

常に限定的であり，これらの疑問に答えうるものではない。そのため，小児の心停止をどう判断するか，そして口頭指導する CPR の方法については，今後さらなる研究が必要である。

4. 小児心停止における高度な気道確保

　　小児の院外心停止に対して，気管挿管や声門上気道デバイスよりも，バッグ・マスク換気を実施することが提案された。小児の院内心停止に対しては，限られたエビデンスのために，気管挿管や声門上気道デバイスについて，どのような推奨や提案もされていない。わが国では，15 歳未満の小児の院外心停止に対して，気管挿管よりもバッグ・マスク換気を実施することが推奨されている。また，15歳未満の小児の院外心停止に対して，声門上気道デバイスよりもバッグ・マスク換気を実施することが提案された。

　　小児に対しての気管挿管は，バッグ・マスク換気と比較して害になる可能性が示されている。声門上気道デバイスも，バッグ・マスク換気との比較で有効性が示されていない。G2015 では，適切に訓練を受けた者はラリンゲアルマスクエアウエイ（laryngeal mask airway：LMA）の使用を考慮してよいとされていた。しかし，わが国で小児への LMA 挿入の訓練が広く普及しているとはいえず，また実践の機会が限定的であることも併せて鑑みると，気管挿管や声門上気道デバイスよりも，バッグ・マスク換気を優先させることが合理的である。バッグ・マスク換気の実施品質の検証や声門上気道デバイスの教育と普及については，今後検討が必要である。15 歳未満の小児の院内心停止に対してのエビデンスは限られており，心停止における高度な気道確保器具挿入の最良のタイミングについては十分なエビデンスがない。

5. 心停止後自己心拍再開した小児患者における酸素と二酸化炭素の目標値

　　G2015 以後の新たなエビデンスは限定的であり，内容は変更されていない。G2015 における推奨と提案は以下のとおりである。
・$PaCO_2$ の目標値は「効果推定に関する信頼性がとても低いため，特定の $PaCO_2$ の目標値を推奨する根拠に乏しいと判断したが，自己心拍再開（return of spontaneous circulation：ROSC）後に $PaCO_2$ を測定し，患者の状況に適した値を目標値とすることを提案する」。

・PaO_2の目標値は「ROSC 後に PaO_2 を測定し，患者の状況に適した値を目標値とすることを提案する。特定の患者データがない場合は，ROSC 後は正常酸素血症を目標とすることを提案する」。

6. 小児の心停止に対する ECMO (extracorporeal membrane oxygenation) を用いた CPR (ECPR)

小児の ECPR が実施できる蘇生システムのある環境では，通常の心肺蘇生に不応性の院内心停止の小児における介入の選択肢として ECMO を考慮することが提案された。小児の院外心停止に対する ECPR の実施に関する推奨を作成するためのエビデンスは不十分であった。

G2015 では，ECMO 管理を適正化できる環境下では，院内心停止に陥った小児の心疾患患者に対して ECMO の使用が考慮されることが提案されていた。今回の CoSTR では心疾患患者との限定が外された。しかしこの根拠となった Lasa らの研究[2]では，心疾患患者が ECPR 群全体の 79%（通常 CPR 群 36%），傾向スコアマッチング後でも 77%（通常 CPR 群 49%）を占めていたことを考慮に入れると，心疾患患者以外への ECPR の適応は慎重に判断すべきである。小児の院外心停止に対する ECPR の実施に関する推奨を作成するためのエビデンスは不十分である。

7. 小児心停止後の体温管理療法 (targeted temperature management：TTM)

院外心停止あるいは院内心停止で ROSC 後に昏睡状態の生後 24 時間以上 18 歳までの小児に対しては，37.5℃以下の TTM が推奨された。

院外心停止の小児に対しては 2015 年に Moler ら[3]により 33℃群と 36.8℃群で 1 年後の神経学的転帰に差がないことが示された。しかし，生存率の有意差を示すには検出力が足りなかったとし，33℃群を支持する意見がある。ここでこの研究をわが国で解釈するときに注意点がある。この研究で適格基準を満たした 1,355 例中 880 例（65%）が除外基準で除かれたが，そのうち 208 例は積極的な治療をしないとされて除外された。また，ランダム化されて治療を受けた 295 例のうち，69 例（23.4%）は脳死と診断され，77 例（26.1%）は神経学的な転帰が不良であることを理由に withdraw されて亡くなった。わが国で神経学的な転帰が不良と判断されたときの対応に

ついてはさまざまな議論があり，Molerらの研究が実施された環境とは社会的背景が異なることに留意すべきであろう。院内心停止の小児に対しては2017年にMolerら[4]により33℃群と36.8℃群で1年後の神経学的転帰に差がないことが示された。

今後は，小児蘇生領域においては，小児の心停止に対する，通信指令員による口頭指導の各論詳細，気管挿管・声門上気道デバイスの位置づけにかかる再考とバッグ・マスク換気の品質向上，小児院外心停止・心疾患患者以外の小児院内心停止に対するECPRの位置づけ，ならびに体制確保と品質向上などについて，さらに研究を進めていく必要性がある。

文献

1) Shimizu N, Ohta K, Nitta M, et al : Implementation of the combination of CAB algorithm and CC-only CPR does not worsen the outcomes of paediatric out-of-hospital cardiac arrests : Nation wide population based study. Circulation 128 : (Supple 22) : Abstract 300, 2013.

2) Lasa JL, Rogers RS, Localio R, et al : Extracorporeal cardiopulmonary resuscitation (E-CPR) during pediatric in-hospital cardiopulmonary arrest is associated with improved survival to discharge : A report from the American Heart Association's Get With The Guidelines-Resuscitation (GWTG-R) Registry. Circulation 133 : 165-176, 2016.

3) Moler FW, Silverstein FS, Holubkov R, et al : Therapeutic hypothermia after out-of-hospital cardiac arrest in children. N Engl J Med 372 : 1898-1908, 2015.

4) Moler FW, Silverstein FS, Holubkov R, et al : Therapeutic hypothermia after in-hospital cardiac arrest in children. N Engl J Med 376 : 318-329, 2017.

I

JPLSコースの目的と背景

　COVID-19 パンデミックは心肺蘇生教育コースのあり方にも甚大な影響をもたらし，JPLS を含めた新しい教育体制の構築は，将来に向けた重要な課題である。また，with COVID-19 時代における心肺蘇生のあり方についても，この間さまざまな議論がされてきた（下記参照）。

　小児心停止の原因としては，成人との比較において呼吸原性が多いとされ，人工呼吸の必要性が成人以上に示唆されている。一方，胸骨圧迫・人工呼吸時のエアロゾル発生が，小児と成人とでどのように異なるかの明確なデータは不足している。救助者の安全を担保しつつ，傷病者の救命率の向上をどのように図っていくか，さらなる研究と知恵が求められるところである。

● JRC からの勧告
https://www.jrc-cpr.org/covid-19-manual/

①胸骨圧迫のみの場合も含め CPR はエアロゾルを発生させる可能性があることには，わが国においても留意する必要がある。

②COVID-19 パンデミックの状況では，市民救助者（人工呼吸の訓練を受けており，それを行う意思がある救助者も含む）は，成人の心停止に対して，胸骨圧迫のみの CPR と AED による電気ショックを検討することを提案する。

③COVID-19 パンデミックの状況では，人工呼吸の訓練を受けており，それを行う意思がある市民救助者が，小児に対して，胸骨圧迫に加えて，人工呼吸を実施してもよいと考える。

④胸骨圧迫のみの場合も含め CPR はエアロゾルを発生させる可能性があり，傷病者が COVID-19 の感染の可能性が疑われる場合には，医療従事者は，眼・鼻・口を覆う個人感染防護具（アイシールド付きサージカルマスク，あるいはサージカルマスクとゴーグル/アイシールド/フェイスガードの組み合わせ），キャップ，ガウン，手袋の装着に加え，N95 マスクの着用が必要である。

⑤迅速な電気ショックが求められる状況において，医療従事者がエアロゾル発生に備えた個人用防護具を着用する前に電気ショックを実施することは許容される。

II

JPLS コースの構成と特徴

JPLS コースの学習到達目標

学習到達目標

目 的
防ぎうる心停止から子どもたちを守る

学習項目
- ■ 初期評価と初期治療
- ■ 心肺蘇生
- ■ 安定化と搬送

チェックリスト
- □ 防ぎうる心停止の危険性認知の重要性を認識する
- □ 小児の初期評価を実践する
- □ 心停止の切迫と生理学的異常を判断する
- □ 初期治療を迅速に実践する
- □ 徐脈/心停止に対して心肺蘇生を実践する
- □ 安定化と搬送につき適切な方法を選択する
- □ 各地域の医療特性を勘案した最善策を議論する
- □ 傷害防止・虐待・アナフィラキシーについて議論する
- □ 類似症例をシミュレーションで経験し，小児診療の初期対応を実践する

Column
看護師と JPLS

　「防ぎうる心停止から子どもたちを守る」ことを目指す JPLS コースの理念は，小児科医の特権ではなく，もちろん医師だけのものでもない。また小児の緊急時対応に限らないが，救命処置という一場面をとりあげてもチーム医療の重要性は言うまでもない。そのチームの前提として，同じ言葉で語ることは共通認識をもつうえで必須である。

　本書と本書に基づく JPLS コースは，日本小児科学会が小児科専門医として確実に習得してほしいと考えている内容から構成されている。したがって専門医を目指す専攻医や学び直したい専門医が主な対象となるが，上記の理由から小児病棟や外来看護師にもぜひ本書を手にとってほしい。防ぎうる心停止から子どもたちを守るためには，ファーストタッチの際の「いつもと違う感じ」や「急変するかもしれない変化」を見分けることはより重要で，本書を通じて小児科医がどのように考え，行動しているか，キーワードを追いながら確認することは，看護師にとっても参考になるであろう。実際の現場では，看護師が最初に重篤小児に気づき，救命に必要な判断と対応をしながらチームを作ることも少なくないからである。その意味では，将来的に JPLS コースが多職種協働コースになることも想定されるであろう。

Ⅱ

JPLSコースの構成と特徴

JPLS コースの学習方法

JPLS コースは，受講日の約1カ月前から公開される WEB コンテンツを用いた「事前学習」，受講生が集い，ともに学習する「当日グループ学習」，受講後の「事後学習」から構成される。

❶ 事前学習と当日までの準備

「事前学習」は，「当日グループ学習」に参加する前に必要とされる知識を学習する。「事前学習」を十分に行うことにより，本コース受講の学習効果をより高めることができる。本書を通読するとともに，「当日グループ学習」が開催される約1カ月前からホームページに公開される講義動画などを視聴し，自己学習する。

事前学習では主に，小児診療初期対応における「小児の評価」「呼吸障害」「循環障害」「徐脈/心停止」，「安定化と搬送」について学習する。とくに「徐脈/心停止に対する初期対応」は，当日は実習がメインとなるため，BLS アルゴリズム，徐脈アルゴリズムをあらかじめ復習しておくことが重要である。自己評価のためのプレテストもあらかじめ受講する必要がある。

JPLS コースの補助教材として，『改訂6版 救急蘇生法の指針 2020 医療従事者用』（へるす出版）を推薦し，購読を推奨している。

❷ 当日グループ学習アジェンダ

JPLS コース当日は，4人1組のグループに分かれ，講師とともにシミュレーションを中心としたグループ学習を行う。

午前中は小児診療初期対応における「小児の評価」「呼吸障害」「循環障害」「徐脈/心停止」に用いる各スキルを学ぶ。午後からは「シナリオ」を用いたシミュレーショントレーニングとともに，各テーマに関する討論を行う。

当日学習アジェンダ

8：30～ 9：00　受講受付

9：00～ 9：20　JPLS コース概要説明，自己紹介

9：20～11：15　　　**スキルステーション**（35 分×3）

	ステーション 1	ステーション 2	ステーション 3
9：20～ 9：55	グループ A	グループ B	グループ C
10：00～10：35	グループ C	グループ A	グループ B
10：40～11：15	グループ B	グループ C	グループ A

11：15～11：25　　　　　　　　休憩（10 分）

11：25～12：05　　　**小児評価トレーニング**（40 分）

	ステーション 1	ステーション 2	ステーション 3
11：25～12：05	グループ B	グループ C	グループ A

12：05～12：45　　　　　　　　昼食（40 分）

12：45～14：15　　　**シナリオ第 1 クール**（20 分×4）

	ステーション 1	ステーション 2	ステーション 3
12：45～13：05	グループ C	グループ A	グループ B
13：10～13：30	グループ B	グループ C	グループ A
13：35～13：55	グループ A	グループ B	グループ C
13：55～14：15	グループ A	グループ B	グループ C

14：15～14：25　　　　　　　　休憩（10 分）

14：25～16：40　　　**シナリオ第 2 クール**（30 分×4）

	ステーション 1	ステーション 2	ステーション 3
14：25～14：55	グループ A	グループ B	グループ C
15：00～15：30	グループ C	グループ A	グループ B
15：30～15：40	休憩（10 分）		
15：40～16：10	グループ B	グループ C	グループ A
16：10～16：40	グループ B	グループ C	グループ A

16：40～17：00　コースのまとめ，アンケート記入

Ⅱ

J
P
L
S
コ
ー
ス
の
構
成
と
特
徴

❸ 事後学習と修了証発行

　「当日グループ学習」終了後の満足感が高くても、知識や技能は経時的に減退していくことが知られている。定期的に振り返って事後学習することにより、知識や技能の減退を防ぐことは可能といわれている。

　JPLS コースでは、知識と技能の定着を確認するためのポストテストと振り返って事後学習するための教材と課題を用意している。「事前学習」「プレテスト」「当日グループ学習」「事後学習」「ポストテスト」のすべてを履修すると、日本小児科学会から修了証が発行されることとなる。

　受講者は本コースの受講にとどまらず、学んだ知識や技能を医療従事者に教えることを推奨する。教えることにより知識や技能は維持され、JPLS コースの「防ぎうる心停止から子どもたちを守る」コンセプトの普及・実践に役立つ。

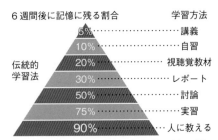

〔Dale E：Audiovisual Methods in Teaching, The Dryden Press, 1946. より引用・改変〕

成人学習理論と
JPLS 講師養成コース

1 成人学習理論

　成人学習理論には，すべての成人にあてはまる普遍的なものは存在しないが，基本となる概念がある。JPLS のように，成人を対象とする教育に従事する場合，教育学分野におけるこの基本的概念を知る必要がある。

　成人学習には，以下のような特徴がある。

1. Self-directed learning

　成人は，学習の目的や目標を自身で決定する。人生経験や職場での役割が，学習目標の決定に重要な要素となる。

2. Problem-centered

　成人は，職場や生活環境における具体的な問題を解決するために学習し，その解決策をすぐに適用させる。

3. Internal motivation

　外的要因（例：職場での義務など）よりも，内的要因（例：自分自身の強い興味など）により，学習の意欲や効果が高くなる。

　成人の学習には，上記のような特徴があるため，指導者には以下のような資質が必要である。

(1) 協力的な雰囲気を作る
(2) 学習者の具体的な要求・興味を分析する
(3) 学習者の具体的な要求・興味・レベルに合った学習目標を設定する
(4) 学習者と協働して学ぶための環境・資材を選ぶ
(5) 学習者が体験した学習の質を評価し，必要に応じて柔軟に対応・調整し，さらに学習を深めるために何が必要か評価する

成人は，「なぜそれを学ぶ必要があるのか」を理解する必要があるため，よい指導者は学ぶ必要性をきちんと説明できる。成人はまた，「実際にやってみる」ことによって学ぶため，よい指導者は単なる内容の記憶を強調するのではなく，具体的なスキル・タスクを設定して学習者が効果的に学べるようにする。そして成人は，問題を解決するために学ぶため，実際に身の回りですぐに使用できる知識やスキルを効率的に学ぶ。よい指導プログラムは，実際にすぐに使用できる知識やスキルを豊富に含んだものでなくてはならない。

❷ JPLS 講師養成コース

　JPLS 講師への道とその目標は，JPL の内容を指導できる能力だけでなく，他の講師と目的をともにし，互いに尊重して協力することにある。また，講師としてのスキルを互いに評価して切磋琢磨し，チームワークを重視するとともに，充実感をもって活動できることも目標となる。つまり「教育者を育てる生涯教育プログラム」としての一面ももっている（図Ⅱ-1）。

　図Ⅱ-1 に示すように，JPLS 講師養成コースは単に一つのコースを受講するだけでは完結せず，数年かけて第1段階から第4段階までステップアップするものであり，最終的には JPLS コースの運営や質の向上も担い，将来の医療教育者を育成する大きな視点で構成される。

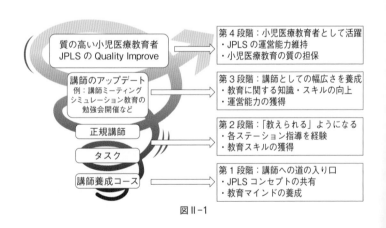

図Ⅱ-1

　さらに JPLS コースでは，多彩な教育手法を使用する。オンライン学習，講義，グループディスカッション，シミュレーションといった，さまざまな教育手法を効果的に適用する能力の獲得も目標となる。**表 II-1** に，JPLS 講師に求められる資質とスキルをあげる。

表 II-1　JPLS 講師に求められる資質とスキル

1. JPLS コース内容の深い理解
2. 成人学習理論の基本的概念の理解
3. チームワークの尊重
4. 医療教育者としてのコミットメント
5. 学習者中心教育の理解と実践
6. シミュレーション教育の基本的概念の理解
7. ファシリテーション・スキル
8. デブリーフィング・スキル
9. 多様な学習者に敬意をもって対応するスキル
10. JPLS コースの運営・質の担保に対する自発的姿勢

参考資料

Adult Learning Theories：TEAL Center Fact Sheet No. 11. 2011.
https://lincs.ed.gov/sites/default/files/11_%20TEAL_Adult_Learning_
Theory.pdf

II

JPLS コースの構成と特徴

小児の primary care を担う小児科クリニックの皆さんへ

　私は，地域の小児科クリニックの医師です。皆さまは，JPLS コースにこれから参加される予定か，復習や知識の再確認をしたくて本書を手にとってくださったのでしょうか。あるいは，JPLS がどのようなコースか知りたくてでしょうか。なかには，本書で初めて JPLS コースを知った方もいらっしゃるかもしれません。

　私は，JPLS に出会うまで，クリニックに来院する多くの軽症の子どもたちのなかの緊急性が高い，または重症度が高い子どもたちを迅速に評価し適切に対応できているか，悶々と診療を行っていました。ある日，日本小児科学会が JPLS コースを始めることを知って申し込み，コンセプトと内容の素晴らしさを体験しました。"小児診療初期対応" という名の通り，小児科クリニックにもうってつけのコースで，講師にまでなってしまいました。講師養成コースも JPLS コース以上に勉強になり，楽しく，講師になって初めてできる体験もありますので，ぜひ講師養成コースも受けて，講師になってください。

　JPLS コース当日は，病院とクリニックの小児科医が同じグループになり，いくつかのシナリオを一日一緒に取り組むことで，ちょっとした一体感が生まれます。また，講師だけでなく，コース参加者の病院やクリニックの先生に，普段なかなか聞けなかったことが聞け，地域の中核病院との症例検討会などとは違った時間を過ごすことができました。

　また，当地区の医師会で開催された際には，当地区の小児科医会の多くの先生方にご参加いただき，このコースの必要性や紹介する時間もいただきました。参加してよかった，日常の診療の振り返りができた，緊急時の対応に自信がついた等々の意見のなかで，皆さんから「定期的に繰り返し勉強する機会を作ってほしい」という要望をいただき，夜間急病診療所のスタッフを対象に，年に 2 回のシミュレーションによる研修を始めました。同じ考えのもと初期対応するので，スタッフへの指示も統一され，スキルアップにもつながりました。研修は好評で，90％以上の参加率で現在も進行形です。JPLS コースで学んだ "小児診療初期対応" は，その他，園・学校での啓発や研修など，クリニックの外のさまざまなところで活用できます。

　JPLS コースでお会いできることを楽しみにしています。また，受講後にこのコースを受けておいてよかった，このような場面で役に立ったということがありましたら，ぜひ教えてください。

JPLS コースハンドブック

① 小児診療初期対応における小児の評価

学習到達目標

目 的

　診断的評価に先だって行う，生理学的な異常徴候の評価と，適切な対応を学ぶ。各人が実際の臨床現場で最初の 10 分間に行うべき評価と対応を実践することで，重篤小児患者の全身状態が悪化して心停止に進展することを防止する。

学習項目

- ■ 心停止が切迫している状態とは何か？
- ■ 第一印象：心停止，ならびに心停止が切迫している患者の判別
- ■ 一次評価：心停止が切迫している原因の把握
  （迅速性を重視した，診断レベルではなく病態レベルでの把握）
- ■ 初期治療：一次評価に基づいた，心停止が切迫している状態への早期介入

チェックリスト

- □ 第一印象で心停止切迫の程度を感じとる
  - □ 心停止が切迫している際の初動を行う（人・酸素・モニター）
- □ 一次評価（ABCDE 評価）を実践する
  - □ 気道の評価方法と生理学的異常について説明する
  - □ 呼吸の評価方法と生理学的異常について説明する
  - □ 循環の評価方法と生理学的異常について説明する
  - □ 神経の評価方法と生理学的異常について説明する
  - □ 外表所見と体温の評価方法と生理学的異常について説明する
- □ 呼吸不全・ショック・意識障害の存在を迅速に判断する
- □ 迅速な初期治療の開始と心停止への進展防止についての重要性を説明する

1 第一印象

（Ⅳ章 p. 77 参照）

第一印象		対応
生命徴候なし⇒反応を確認して「BLS アルゴリズム」へ		
心停止の切迫の有無 （視覚と聴覚で感じる）	心停止が切迫	→人・酸素・モニター→一次評価
	切迫していない	→一次評価

◉ 第一印象とは，意識・呼吸・循環の 3 要素で構成される見た目であり，視覚と聴覚などで数秒以内に感じとる

◉ 患者が視野に入った瞬間に「生きている」と感じられなければ，生命徴候なし として反応の確認から始まる BLS アルゴリズムを適用する

◉ 「生きている」と感じられれば（生命徴候あり）引き続く数秒以内に，第一印象により，心停止切迫の程度を感じとる

第一印象・一次評価

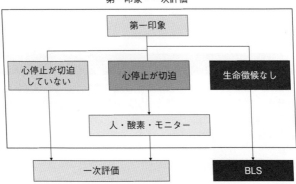

ⅢJPLS コースハンドブック

⊙ 評価と対応

生命徴候なし
　患者が視野に入った瞬間に「生きている」と感じられない
　⇒BLS アルゴリズムを適用。反応を確認し，反応がなければ人
　　を呼び，BVM（バッグ・バルブ・マスク）と AED（救急カー
　　ト）の準備・モニター装着を指示する。

心停止が切迫している
　全身状態不良で，意識・呼吸・循環の異常を認めそうな状態
　⇒まず，人（看護師）を呼び，酸素 10 L/min 投与・モニター
　　装着（心電図と SpO$_2$）を指示して，一次評価を開始する。

心停止が切迫していない
　数秒以内の評価で，意識・呼吸・循環に異常を認めない
　⇒一次評価や問診を開始する。

Column
「心停止が切迫している」に込めた思い

　心停止には至っていないが，接触後から短時間のうちに心停止が発生し
うる状態を，本コースでは「心停止が切迫している」と表現することとし
た。状態が悪いということで診察室に運ばれてきた子どもたちの一部に
は，適切な評価と対応がされなければすぐに心停止を起こす危険性をはら
んだ一群がある。状態が悪いなかでもとくに心停止の危険性をはらんでい
る群を，この「心停止が切迫している」ものとして峻別することを意図し
ている。
　「防ぎうる心停止から子どもたちを守る」ため，共通認識として診療ス
タッフにスイッチを入れるためのキーワードが「心停止が切迫している」
である。

❷ 一次評価（ABCDE 評価）

（Ⅳ章 p. 78 参照）

A（Airway：気道）

A【気道】		対応
気道の開通性	分泌物	→吸引（口腔・鼻腔）
	舌根沈下	→肩枕・エアウエイ，BVM 準備
	気道浮腫	→呼吸しやすい体位，BVM 準備

*BVM：バッグ・バルブ・マスク

⦿　評価

- 気道の開通性
    胸部，腹部の動きを見る
    気流音，呼吸音を聴く

⦿　異常の分類と対応

- 上気道狭窄
    陥没呼吸を伴う吸気努力
    異常な呼吸音（いびき様，甲高い吸気性喘鳴）

  分泌物

    鼻閉，鼻腔/中咽頭の分泌物によるゴロゴロ音
    ⇒気道吸引（鼻腔，口腔）

  舌根沈下

    用手的気道確保（頭部後屈あご先挙上など）や肩枕など
    で解除可能
    ⇒肩枕/エアウエイの使用，BVM などの準備

  気道浮腫

    甲高い吸気性喘鳴，興奮で悪化
    ⇒呼吸しやすい体位，BVM の準備

- 完全閉塞
    呼吸努力はあるが，気流音・呼吸音が聴こえない
    ⇒評価を中断して人を呼んで気道異物除去を実施する

Ⅲ

JPLS コースハンドブック

B（Breathing：呼吸）

B【呼吸】	分類	対応
呼吸数/胸壁の動き 努力呼吸の有無 呼吸音の異常 SpO₂	**呼吸窮迫**	→酸素投与，BVM を準備
	呼吸不全	→＋BVM で補助換気

⊙ 評価

- 呼吸数/胸壁の動き
    正常か，異常か（速い，遅い，ない）
    左右差のない十分な胸上がり
- 努力呼吸の有無
    陥没呼吸，鼻翼呼吸，
    シーソー呼吸，頭部の上下首振り
- 呼吸音の異常：両側腋窩を聴取
    呼吸音（エア入り）の有無，明らかな左右差
    異常呼吸音
    （ゴロゴロ音，吸気性/呼気性喘鳴，湿性ラ音）
- SpO_2

⊙ 異常の分類と対応

呼吸窮迫

多呼吸，努力呼吸を認める
⇒BVM 準備（状態悪化すれば使用を躊躇しない）

呼吸不全

著明な多呼吸，努力呼吸を認める
低酸素，高二酸化炭素血症を認める切迫心停止の状態
⇒酸素投与に反応しなければ BVM を用いた補助換気
人工呼吸を行う場合には 12〜20 回/分（3〜5 秒に 1 回）

C（Circulation：循環）

C【循環】	分類	対応
脈拍数/脈の強さ 末梢皮膚（色調/温度）	**代償性ショック**	→酸素，輸液路確保，急速輸液
毛細血管再充満時間［CRT］ 血圧	**非代償性ショック**	→＋骨髄路，急速輸液の反復

◉ 評価

- 脈拍数/脈の強さ

   正常か，異常か（速い，遅い，ない）

   中枢の脈拍確認部位：乳児（上腕動脈）

   幼児以降（頸動脈）

   ※大腿動脈も可

- 末梢皮膚の状態（色調/温度）

   皮膚色の異常（蒼白，網状チアノーゼなど）

   皮膚の冷感

- 毛細血管再充満時間（Capillary Refill Time：CRT）

   四肢の皮膚を押してから素早く離し，元の皮膚色に戻るまでの時間

   室温・心臓より高い位置にて，正常2秒以内

   CRT延長は，皮膚末梢血管の収縮に伴う皮膚灌流低下を示唆する

- 血圧測定

   適切なサイズのカフ選択が必要であり，測定誤差も大きいことを認識

   年齢別許容下限値を確認（70 mmHg＋2×年齢）

呼吸数・心拍数の目安と収縮期血圧の許容下限値

	0〜1歳	1〜3歳	3〜6歳	6〜15歳	成人
呼吸数（回/分）	30〜60	20〜40	20〜30	15〜25	10〜25
心拍数（回/分）	110〜160	90〜140	80〜120	60〜110	60〜100
血圧（mmHg）	>70	>70+2×年齢			>90

Ⅲ

JPLSコースハンドブック

◉ 異常の分類と対応

⎡代償性ショック⎤
　　　　　頻脈・末梢循環不全を認める
　　　　　⇒輸液路確保
　　　　　⇒等張性晶質液の急速輸液投与（10〜20 ml/kg）
　　　　　（約5〜10分）
　　　　　（心原性ショックを疑う場合は，5 ml/kg に減量して緩徐に
　　　　　投与）（Ⅵ章 p.131 参照）

⎡非代償性ショック⎤
　　　　　代償性ショック＋低血圧を認める切迫心停止の状態
　　　　　⇒輸液路確保（骨髄路の確保を躊躇しない）
　　　　　⇒等張性晶質液の急速輸液投与（10〜20 ml/kg）
　　　　　（約5〜10分）
　　　　　（心原性ショックを疑う場合は，5 ml/kg に減量して緩徐に
　　　　　投与）（Ⅵ章 p.131 参照）

⎡症候性徐脈⎤
　　　　　呼吸・循環不全を伴う徐脈を認める切迫心停止の状態
　　　　　（心電図モニター上，急激に心拍数が減少する場合も含む）
　　　　　⇒評価を中断して，応援を呼んで徐脈アルゴリズム開始
　　　　　　BVM による補助換気
　　　　　　酸素投与と補助換気をしても持続すれば，速やかに胸骨圧
　　　　　　迫を開始

D (Disability：神経)

D【神経】	分類	対応
意識レベル［AVPU］ 瞳孔所見（径・左右差） （対光反射）	**意識レベル低下**	→ABC に対する対応，血糖測定
	けいれん（重積）	→＋抗けいれん薬投与
	切迫脳ヘルニア	→＋切迫脳ヘルニアへの対応

◉ 評価

- 意識レベル（AVPU スケール）
  AVPU 小児反応スケール：Alert, Verbal, Pain, Unresponsive
  易刺激性（乳幼児），混乱（学童）
- 瞳孔所見（瞳孔径と対光反射）
  瞳孔径，左右差，対光反射

◉ 異常の分類と対応

意識レベル低下

VPU in AVPU スケール，易刺激性（乳幼児），混乱（学童）
⇒ABC に対する対応＋（BVM の準備，輸液路確保）
＋血糖測定（新生児：≦45 mg/dl，小児：≦60 mg/dl）

切迫脳ヘルニア

意識レベル低下に伴い，瞳孔径に 0.5 mm 以上の左右差
⇒切迫脳ヘルニアへの対応
- 頭部挙上
- 緊急時は短時間過換気（例：乳児 30 回/分，小児 20 回/分）
  ※過換気（$PaCO_2$：25〜35 mmHg，30 分以内）は，緊急
  避難的に短時間のみ
- 高張食塩液/浸透圧利尿薬など
⇒ABC 安定後に頭部 CT で原因検索
⇒脳神経外科医への協力を依頼

けいれん

瞳孔散大し，対光反射が鈍い，もしくは消失している
⇒けいれんを疑えば，抗けいれん薬投与を考慮

E（Exposure：外表所見と体温）

E【外表所見と体温】		対応
外表所見 体温	活動性出血	→圧迫止血
	低体温	→保温，体表加温
	高体温	→受動冷却，体表冷却

⊙ 評価

- 外表所見
    四肢・体幹の出血，皮膚所見など
- 体温測定

⊙ 異常の分類と対応

活動性出血
⇒圧迫止血

皮膚所見の異常
⇒紫斑，点状出血，網状チアノーゼ，膨隆疹，打撲痕など

低体温
⇒保温（室温を上げる，毛布をかける）
⇒体表加温（電気毛布，温風ブランケット）

高体温 ：対応の必要性を症例ごとに検討
（異常な高体温には緊急対応）
⇒受動冷却（室温を下げる，脱衣させる）
⇒体表冷却（氷嚢：頸部・腋窩・鼠径，微温湯スプレー）

コース当日の流れ

1 小児評価トレーニングの説明

1) コンセプト

- 第一印象から一次評価（ABCDE アプローチ）までを学ぶ

2) 設定

- 休日診療所で，医師1名と看護師2名で診療する
- 問診票で患者概要を把握，患児を抱えた講師が入室する
- 第一印象が悪ければ患児を診察台に寝かし，診察室の外にいる看護師を呼んで酸素投与とモニター装着を指示し一次評価を開始する

3) ステーションの物品

[第一印象] 酸素マスク，モニター（心電図，SpO₂）
[A] 気道吸引用チューブ，肩枕用タオル
[B] 聴診器，BVM
[C] 血圧計，静脈留置針，輸液ライン，薬剤
[D] ペンライト
[E] 体温計
[その他] 問診票，ポケットカード

4) シミュレーションについて

- 人形から身体所見は取れないので，口述しながら実際の手技を行ってもらい，講師が情報を提示する。
- バイタルサインは，看護師役に指示すれば，講師が適切なタイミングで提示する。
- 行った対応に対する反応は適切なタイミングで提示する。

2 評価実習

- 各受講生は1シナリオずつ医師役を経験する。
- 1シナリオは約7分間で，ポケットカードを参考にしながら，着実に評価と対応を行う。
- 本コースにおける評価トレーニングの目的は，小児評価の流れを実践することである。したがって，ここでの異常に対する対応は実臨床と異なり，口頭指示するだけでよい（看護師役は実際に実施しなくともよい）。

■ JPLS 評価対応カード

第一印象		対応
生命徴候なし⇒反応を確認して「BLS アルゴリズム」へ		
心停止の切迫の有無 （視覚と聴覚で感じる）	心停止が切迫	→人・酸素・モニター→一次評価
	切迫していない	→一次評価

A【気道】		対応
気道の開通性	分泌物 舌根沈下 気道浮腫	→吸引（口腔・鼻腔） →肩枕・エアウエイ，BVM 準備 →呼吸しやすい体位，BVM 準備

B【呼吸】	分類	対応
呼吸数/胸壁の動き 努力呼吸の有無 呼吸音の異常 SpO₂	**呼吸窮迫**	→酸素投与，BVM を準備
	呼吸不全	→＋BVM で補助換気

C【循環】	分類	対応
脈拍数/脈の強さ 末梢皮膚（色調/温度） 毛細血管再充満時間［CRT］ 血圧	**代償性ショック**	→酸素，輸液路確保，急速輸液
	非代償性ショック	→＋骨髄路，急速輸液の反復

D【神経】	分類	対応
意識レベル［AVPU］ 瞳孔所見（径・左右差） （対光反射）	**意識レベル低下**	→ABC に対する対応，血糖測定
	けいれん（重積）	→＋抗けいれん薬投与
	切迫脳ヘルニア	→＋切迫脳ヘルニアへの対応

E【外表所見と体温】		対応
外表所見 体温	活動性出血 低体温 高体温	→圧迫止血 →保温，体表加温 →受動冷却，体表冷却

第一印象：心停止，もしくは心停止が切迫している程度を判別する
■ 心停止⇒「BLS アルゴリズム」
■ 症候性徐脈⇒「徐脈アルゴリズム」
■ 気道閉塞⇒「気道異物除去法」

一次評価：ABCDE の順に評価，分類，対応を行う
[A] エアウエイの種類と挿入長の目安
• 口咽頭エアウエイ：門歯から下顎角までの長さ
• 鼻咽頭エアウエイ：外鼻孔から外耳孔までの長さ
[B] 人工呼吸の回数
• 呼吸がなく，十分な速さの脈拍が確実に触知できた場合には，12〜20 回/分
• 呼吸不全の場合：年齢相当の換気回数を目安に補助換気
[C] 急速輸液の方法
• 等張性晶質液（細胞外液補充液）10〜20 ml/kg を急速投与（約5〜10 分）
[D-1] 意識レベル
A（清明），V（呼びかけに反応），P（痛み刺激に反応），U（無反応）
[D-2] 低血糖への対応
• 20％ブドウ糖液（2.5〜5 ml/kg）を投与（IV/IO）
[D-3] 切迫脳ヘルニア（意識レベル低下＋瞳孔不同）への対応
• ABC 安定化後に頭部 CT，脳神経外科医に相談
• 緊急時は短時間の過換気（例：乳児 30 回/分，小児 20 回/分）を考慮
• 20％マンニトール（2.5〜5 ml/kg）を考慮

呼吸数・心拍数の目安と収縮期血圧の許容下限値

	0〜1 歳	1〜3 歳	3〜6 歳	6〜15 歳	成人
呼吸数（回/分）	30〜60	20〜40	20〜30	15〜25	10〜25
心拍数（回/分）	110〜160	90〜140	80〜120	60〜110	60〜100
血圧（mmHg）	>70	>70+2×年齢			>90

呼吸障害に対する初期対応

学習到達目標

目　的
呼吸障害が悪化して心停止へ進展することを防止する。

学習項目
- ■ 呼吸障害とは何か？
- ■ 小児の呼吸生理の特性
- ■ 呼吸障害への初期対応と，必要な医療資機材*

チェックリスト
- □ 小児の呼吸生理の特性を説明する
- □ 経鼻カヌラと酸素マスクの違いを説明する
- □ 用手的気道確保（頭部後屈あご先挙上・下顎挙上）を実践する
- □ 肩枕などを使用して適切なポジショニングを行う
- □ 適切な種類とサイズのエアウエイを選択し，使用する
- □ バッグ・バルブ・マスク（BVM）の特性を説明する
- □ 適切なサイズのマスクを選択し，EC クランプを実践する
- □ BVM で胸上がりのある換気を実践する
- □ 乳児における気道異物除去法を実践する

＊単純な道具を意味する「資器材」ではなく，医療機器を含めた道具の意味をもつ「資機材」
を使用している

1 呼吸障害とは何か？

（Ⅳ章 p.75 参照）

　小児診療において呼吸の異常をきたす疾患は数多くあり，心停止が切迫する原因として呼吸障害は頻度が高い。呼吸障害はその重症度によって呼吸窮迫と呼吸不全の2つのレベルに分類される。呼吸窮迫は，呻吟，多呼吸，陥没呼吸，鼻翼呼吸など呼吸障害・呼吸努力が認められるものの，酸素化や換気が正常，またはそれに近く保たれている状態と定義される。呼吸不全は，呼吸窮迫の状態がさらに進行し，酸素化や換気が正常に保たれない程度まで悪化している状態と定義される。これらは何らかの指標，数値によって明確にわけられるものではなく総合的な評価が必要であるが，呼吸不全に対しては早期に介入しなければ，呼吸停止，心停止が分〜時間単位で起こりうる危険な状態であるという認識が必要である。

2 小児の呼吸生理の特性

　小児期においては呼吸数の年齢ごとの違いが大きい。ゆえにその判定には注意が必要である。詳しくは「JPLS評価対応カード」(p.34)を参照していただきたい。また，小児は成人と比較して気道が相対的に狭小（細い）ため，炎症に伴う浮腫や異物など物理的狭窄により呼吸障害をきたしやすい。それらに対しては，呼吸数を増やし，努力呼吸（陥没呼吸，鼻翼呼吸）を行うことで代償しようとする。これら小児の呼吸生理の特性から，一般的に呼吸障害の進行は早く，急激に重症化することがある。それゆえ第一印象で感じて気づき，初期の評価と対応を迅速に行うことが重要である。

3 呼吸障害への初期対応と必要な医療資機材

（Ⅳ章 p.83 参照）

　呼吸障害を察知するために注意すべき指標はいくつかあるが，そのなかでも呼吸数は意識的に評価しないと異常を見逃す傾向にある。JPLSコースでは呼吸数の評価を何秒に1回の割合で行っているかを評価する。1秒に1回であれば，60回/分，2秒に1回であれば，30回/分である。新生児期を除いて，1秒に1回以上のペースで呼吸をしている場合，呼吸障害がある可能性が高い。それらに対す

Ⅲ

JPLSコースハンドブック

る初期対応としては，まずは十分な酸素投与（リザーバ付きマスク
で 10 L/min）を行い，その反応を評価する。分泌物や舌根沈下など
上気道の問題が考えられるときは吸引を行い，エアウエイや肩枕を
用いた気道確保も検討する。十分な酸素投与にもかかわらず，酸素
化が維持できない，努力呼吸が続くなどの場合には，BVM による
補助換気を行う。同調しない場合はジャクソンリースによる換気も
考慮する。それらによって有効な換気が容易であれば，高次医療機
関への搬送は必ずしも気管チューブを用いた挿管管理で行う必要は
ない。

　呼吸障害をタイプ別に分類し，それぞれに応じた対応を行うのは
二次評価以降で行う（IV章 p.79 参照）。

コース当日の流れ

❶ 呼吸スキルに関する説明

（IV章 p.83 参照）

〈酸素投与法〉
- 経鼻カヌラ
- 酸素マスク（リザーバ無，リザーバ有，開放型マスク）

〈気道確保〉
- 頭部後屈あご先挙上
- 下顎挙上
- 肩枕
- エアウエイ

〈BVM 換気〉
- サイズ選択
- 換気方法

〈乳児の気道異物除去法〉
- 背部叩打法
- 胸部突き上げ法

❷ 用手的気道確保（スキル）

（V章 p.95 参照）

人形を用いて，頭部後屈あご先挙上と下顎挙上法を実施
2つの方法の違いを確認する
（頸椎不安定性の疑いがある場合は，下顎挙上法を選択する）

❸ エアウエイ（スキル）

（IV章 p.83 参照）

- 口咽頭・鼻咽頭エアウエイのサイズ選定方法
- 舌圧子での口咽頭エアウエイの挿入，鼻咽頭エアウエイ固定法

❹ 補助換気（スキル）

（V章 p.95 参照）

- BVM の構造
    - 圧開放弁の存在
    - 高濃度酸素投与にはリザーバと酸素 10 L/min 以上が必要
- 適応：自発呼吸の消失や低下に伴う呼吸不全
- マスクのサイズ選定方法
    - 鼻梁からおとがい部まで
- バッグのサイズ選定方法
    - 目安として，
        - 成人用：25 kg 以上（1,600 ml）
        - 小児用：2.5〜25 kg（500 ml）
        - 新生児用：2.5 kg 未満（250 ml）
    - ＊（　　）内はバッグ容量
- BVM を用いた補助換気手技の確認
    - EC クランプ法
    - 換気評価方法
        - 胸郭挙上確認，聴診，上腹部膨満有無，SpO$_2$改善
    - 換気回数
        - 循環のあるとき 12〜20 回/分（3〜5 秒に 1 回）
    - 換気時間（1 秒/回）
    - 換気量（胸が上がることが確認できる程度）
    - マスクからのリーク対策
        - マスクサイズ，バッグ側でリークが多いため，バッグを押しつける感じで，可能であれば二人法，閉塞する異物の存在も考慮する

❺ 乳児の気道異物除去法（スキル）

（V章 p.101 参照）

背部叩打法と胸部突き上げ法を実施

③

循環障害に対する初期対応

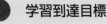

学習到達目標

目 的

循環障害が悪化して心停止へ進展することを防止する。

学習項目

■ 循環障害とは何か？

■ 小児の循環生理の特性

■ 循環障害への初期対応と，必要な医療資機材

チェックリスト

□ 小児の循環生理の特性を説明する

□ 代償性ショックと非代償性ショックの違いを説明する

□ 年齢別の心拍数の目安・血圧の許容下限値を説明する

□ 骨髄針の適応と禁忌について説明する

□ 骨髄針の挿入と固定の方法を説明する

□ 骨髄路確保を実践する

□ 適切な輸液製剤と投与方法を説明する

□ 急速輸液投与を実践する

□ 留置針の径が大きくなると急速輸液が格段に容易となることを体感する

❶ 循環障害とは何か？

（Ⅳ章 p.76 参照）

　JPLS コースにおける循環障害の評価としてもっとも重要なのは「ショック」の認識である。ショックは，「組織での酸素・栄養の需要が供給量を上回った危険な状態」として定義され，血圧の低下ではないことに注意する。血圧の低下はショックの重症度分類（代償性・非代償性）に用いる。

❷ 小児の循環生理の特性

　小児における循環障害の初期に認められる症候として，頻脈が重要である。頻脈は，心拍出量の低下・末梢血流の低下による酸素供給量の減少を補うための生理学的代償機構として現れる。この代償機構が機能している間は，血圧の低下を認めない（代償性ショック期）。しかしながら，頻脈により心拍出量の低下を補うにも限界があり，ある時点から代償機構が機能しなくなり血圧低下を認めるようになる（非代償性ショック期）。頻脈は，自身の症状をうまく伝えることができない子どもがショックの徴候をわれわれに訴えていると認識しなければならない。一方で，ショックの代償機構以外に発熱，疼痛，啼泣でも頻脈となる。解熱鎮痛剤を補助的に使用し，安静時の心拍数を評価することで，ショックの代償機構としての頻脈をより正確に評価できる。

　心拍数以外に循環に関する評価項目として，脈の強さ・末梢皮膚（色調/温度）・CRT・血圧などがあるが，それに加えて，意識レベルの変化にも気を配る必要がある。収縮期血圧の許容下限値は年齢とともに変化するため数値を認識しておく必要がある。評価を行うには，モニター（心電図，SpO$_2$）や血圧計を用いて数値をみるだけでなく，五感を用いて脈の強さや皮膚の状態などもみる必要がある。

❸ 循環障害への初期対応

(IV章 p.84 参照)

　ショックの定義を理解すると，必要な対応は，「各組織に酸素を運ぶ」ことであると理解できる。そのために，「酸素供給量」「酸素運搬量」「酸素運搬能」を増やすことを検討する。具体的な方法として，

- 酸素供給量を増やす→高濃度酸素の投与，呼吸補助（バッグ・バルブ・マスク換気，人工呼吸管理）
- 酸素運搬量を増やす→急速輸液投与，輸血
- 酸素運搬能を増やす→カテコラミンの投与

などがある。

　本コースで想定する初期診療の場では，循環障害を認識した場合にはたとえ呼吸障害や脱水所見がなくとも，「酸素投与」と「急速輸液」が必要な対応である。

　循環障害（ショック）をタイプ別に分類し，それぞれに応じた対応を行うのは二次評価以降で行う (IV章 p.79 参照)。

Column
急速輸液と 24 G より太い留置針

　一般小児科診療において，「輸液を早め（多め）に入れる」というと，「クレンメ全開で自然滴下」「100〜200 ml/hr を輸液ポンプで」といったイメージをもたれるのではないだろうか。

　各種ガイドラインで推奨され本コースでも学ぶ「ショックに対しては10〜20 ml/kg を 5〜10 分で投与」は，25 kg の学童であれば，「500 ml の輸液ボトル 1 本を 5 分で全部入れる」ということである。自然滴下や輸液ポンプでは不可能であり，医療者の手とシリンジを使って「押し込む」作業が必要になるとわかるだろう。この作業を自ら行ってみると，「留置針と輸液回路の太さによって入れやすさがこんなにも違う！」ということが実感できる（本コースで実技実習あり）。まれにしか遭遇することはないかもしれないが，「ショックの児に対応が遅れ心停止になる」ことを防ぐために，「体格にあわせて 22 G や 20 G の留置針を使用する」は日常的にできるトレーニングであり，骨髄路（小児用は 15 G）確保のスキルも身につけておく必要がある。

コース当日の流れ

❶ ショック，心拍数の評価法に関する確認

（Ⅳ章 p.76 参照）

ショックとは何か
ショックへの対応

❷ 血管路確保に関する確認

- 末梢静脈路
    輸液路確保に時間をかけすぎないこと
- 骨髄路
    骨髄針の種類（日本で使用可能なもの）
    適応，禁忌と骨髄路からの投与可能薬剤
    骨髄針挿入方法の実際
    （挿入部位，挿入方法，挿入後の確認法，血糖測定，骨髄針の
    固定方法）

❸ 骨髄針挿入実習（手動式，電動式）

（Ⅳ章 p.85 参照）

❹ 急速輸液投与の実習

（p.43 Column 参照）

④

徐脈/心停止に対する対応

学習到達目標

目 的

小児の徐脈/心停止に対して迅速に対処する。

学習項目

- ■ 質の高い胸骨圧迫の実践
- ■ 徐脈の早期認識と対応，徐脈アルゴリズム（手順）の理解
- ■ 心停止への対応，AED の使用，心停止アルゴリズム（手順）の理解

チェックリスト

- □ 強く・速く・絶え間なく，十分な圧迫の解除を行った，質の高い胸骨圧迫を行う
- □ 心肺機能不全を伴う徐脈を早期に認識し，徐脈アルゴリズムを適用する
- □ 酸素投与と換気で改善されない徐脈には胸骨圧迫を開始する
- □ 徐脈の改善がなければアドレナリンを使用する
- □ 小児に反応がなければ大声で応援を呼ぶ
- □ 呼吸・脈拍の有無が 10 秒以内に判断できないときは CPR を開始する
- □ AED を装着して電源を入れて音声メッセージに従う
- □ AED の未就学児用パッド・モード・キーを説明する

❶ 徐脈への対応（徐脈アルゴリズム）

（Ⅵ章 p.126 参照）

　心停止が切迫した状態のなかでも，心肺機能不全を伴う徐脈（症候性徐脈）はもっとも緊急性の高い状態であり，BLS に準じた徐脈アルゴリズムに従う必要がある。小児の徐脈の原因としては低酸素血症や換気不全が多いため，60 回/分未満の徐脈を認識した場合には，応援を要請し，モニター装着の指示と同時に気道確保と酸素投与，適切な換気を初期治療として開始する。改善がなければ心停止を待たずに胸骨圧迫を開始し，アドレナリンを投与する。病院内など，すでにモニターが装着されている小児においては，急激に心拍数が減少を始めた場合は，60 回/分を待たずに徐脈アルゴリズムを適応する。

　症候性徐脈は通常の小児の診療のなかで認識が遅れることが多く，本コースでは，その認識と対応に重点を置いている。

❷ 心停止への対応
（一次救命処置・BLS アルゴリズム）

（Ⅴ章参照）

　生命徴候の感じられない児を発見した場合は，すみやかに反応の確認から始まる BLS アルゴリズムを適用する必要がある。市民救助者が小児に対して心肺蘇生を行う場合は，市民における BLS アルゴリズムに従うが，医療現場では医療用 BLS アルゴリズムを開始し，ALS（二次救命処置）につなげる。アルゴリズムの流れは成人・小児・乳児とも共通であるが，個々の手技においては小児・乳児の特性を加味する必要がある。

　なお，本コースでの学習範囲は一次救命処置までとする。二次救命処置についてはⅥ章を参考にしていただきたい。

　徐脈・BLS いずれにおいても，質の高い胸骨圧迫を行うことがもっとも重要である。

コース当日の流れ

※コース当日は時間が限られているため，胸骨圧迫の実技の確認
　後，徐脈，心停止への対応の実習がメインとなる。コース受講前
　にⅤ章 p. 92，Ⅵ章 p. 126 に十分目を通しておくこと，事前学習で
　の，胸骨圧迫の練習と，徐脈，心停止のアルゴリズムの理解，習
　得が必須である。

❶ 胸骨圧迫の実技の確認（乳児）

（Ⅴ章 p. 93 参照）

- 質の高い胸骨圧迫（胸郭包み込み両母指圧迫法）
- 乳児の胸骨圧迫とバッグ・バルブ・マスク（BVM）換気

❷ 徐脈アルゴリズムのポイントの復習 （動画・スライド）

（Ⅵ章 p. 126 参照）

- 心肺機能不全を伴う徐脈とは？
- 心電図モニター上で心拍数が急激に減少する場合
　酸素投与と換気で改善がなければ CPR を開始する
　改善がなければアドレナリンを使用する（アトロピンではない）

❸ BLS アルゴリズムのポイントの 復習と実習（小児）

- 反応がないときは，応援要請。指示する資機材は？
- 呼吸・脈拍の確認方法
- CPR の開始手順
- 未就学児/乳児に対する AED 使用方法

安定化と搬送

学習到達目標

目　的

重篤小児患者の悪化を阻止しつつ，適切な環境・施設へ安全に移送する。

学習項目

- ■ 安定化：重篤小児の悪化の阻止
- ■ 搬送：適切な環境・施設への安全な移送
- ■ 各地域の特性を勘案した小児救急医療体制

チェックリスト

- □ 重篤小児患者の安定化の重要性を認識する
- □ 適切な治療場所と搬送方法を選択する
- □ 地域の小児救急医療体制について議論する
- □ 他施設，救急隊との連携の重要性を説明する
- □ 地域の小児医療体制に基づき適切な搬送先を列挙する
- □ 搬送先施設と共有すべき診療情報を列挙する
- □ 搬送手段と，その利点・欠点を列挙する
- □ 搬送時の資機材携行，モニタリングの重要性を認識する
- □ 搬送時に陥りやすいピットフォールへの対策を議論する

1 わが国の小児医療体制

わが国の重篤小児患者に対する医療体制は，日本小児科学会が小児医療提供体制の改革として中核病院小児科の構想を立てている。一次，二次診療は小児科医の少ない地域では「地域振興小児科」が担い，24時間対応可能な施設がある場合は「地域小児科センター」として対応するように示されている。それらの施設で抱えきれない場合を「中核病院小児科」が担い，重篤小児患者を担当することとなっている。

中核病院については，現在の大学やこども病院など三次病院を主な対象としており，人口100万から300万人に1施設の割合で考えられている。そこでは高度専門医療，小児救急対応などが求められ，感染病室や小児集中治療室であるPICUの設置を示している。また，一部の施設ではすでに開設されている小児救命救急センターの設置も検討項目にあげている。勤務先が一次，二次診療を主体とする場合は，このような施設とあらかじめ情報交換を行い，重篤小児対応時に円滑に転院搬送および診療支援を受けられるよう連携体制を整備しておくことが重要といえる。

2 重篤小児の搬送

重篤小児を搬送するとはどういうことなのか。これは，患児がただ単に移動することを示している言葉ではない。搬送とは医療行為であり，それ相応の準備と対応が必要とされる。重篤小児の搬送とは，命を懸けた危険を伴う医療行為になることを理解する必要があり，これは検査に伴う施設内搬送においても同等である。

安全に搬送を行うためには，可能な限り現場もしくはクリニックや病院において病態を安定化させることが前段階となる。搬送前に診断することに目がいきすぎてしまい，検査を優先して時間を浪費し，病態悪化を招くことがある。場合によっては，診断にこだわらず本コースで学ぶ病態評価・対応に準拠して病態安定を優先させることが，搬送の安全性を高めることにつながる。また，搬送においては空間，音，物品など種々の制約があり，搬送中の医療対応は必要最小限にするように考えておく。つまり，呼吸不全や重度の意識障害（Glasgow Coma Scale 8点以下など）がある患児であれば，あらかじめ気道確保や輸液路確保を行うことを考慮する。

❸ 搬送におけるコミュニケーション

　転院を判断することは決して容易なことではない。その基準は明確なものはなく，わが国では小規模の病院で重篤小児を管理し無理をしてしまう傾向があると指摘されている。これらが示すことの一つとして，転院搬送の判断の遅れがあげられる。普段から転院搬送を気軽に相談できる中核病院との関係を構築しておくことが重要であり，中核病院側は地域の最後の砦としてのその役割に責任感をもつ必要がある。送る側と受ける側，双方に必要なものは，相互理解と相互尊重といえる。

　転院搬送時には共通言語のもとに患児をマネージメントする必要があり，そのためのツールとして小児搬送チェックシート（p.51）を利用することが勧められる。各地域で必要な情報は多少異なると思われ，適宜改訂して利用していただきたい。

　CT検査やMRI検査を行う場合，施設内搬送が必要となる。このような場合もモニタリングは必須であり，移動の負荷による患児の病態悪化には常に注意する。画像検査は「死のトンネル」と呼ばれるほど，病態悪化が起きやすい。負荷のかかる移動や死角の増加，集中力の欠如などがその要因でもあり，必要な資機材を携行し，万が一の対応策をあらかじめ準備しておくことで円滑な対応が可能となる（Ⅶ章 p.143 参照）。

❹ 転院搬送を受ける側の心構え

　転院を依頼している医師の立場に立ち，重篤小児が目の前にいるなかで厳しい判断が迫られている状況であることを理解する。転院搬送前の情報収集はきわめて重要である。しかし，長時間かけてそれを行うような余裕はない。小児搬送チェックシートなどを利用して効率よく情報を収集し，搬送中のトラブルを避けるために現場で必要と思われる評価，対応の助言も中核病院の役割である。万が一，満床などを理由に転院搬送を断らなくてはならない場合においても中核病院の役割として他の搬送先候補の提示など可能な限り情報を提供し，診療支援に努める。いかなる場合にもできる限りの協力体制をとって，患児に最大限の医療を提供できるよう相互に努力する。

小児搬送チェックシート

患者氏名 (よみがな) _____ (   )

生年月日 _____ 年 _____ 月 _____ 日生 _____ 歳 性別 男 ・ 女

診断名・経過_____
_____

| 体重: kg | 身長: cm | 血液型: |

<バイタルサイン・身体所見>
脈拍数   回/分   **呼吸数**   回/分
血圧   /   **SpO2**   %(室内気 or 酸素   L)
意識(JCS or GCS)   **体温**   ℃
意識障害ある場合、瞳孔径   mm/   mm   **対光反射** あり・なし
その他の所見

☐ 酸素投与 (L/分   経鼻・酸素マスク・その他)
☐ 気管挿管(サイズ   mm 口角固定   cm 先端位置確認 未・済)
☐ 胃管(Fr   cm 鼻翼・口角固定) ☐尿フォーレ(Fr)
☐ 動脈ライン あり・なし ☐その他デバイス (   )
☐ 輸液・薬剤 (   )

各デバイス位置

既往歴・アレルギー : _____

家族緊急連絡先 : _____

同乗医師連絡先 : _____

出発予定時刻 (所要時間) : _____

出発直前の連絡 : あり ・ なし

Problem list : _____
_____

Ⅲ
JPLS コースハンドブック

● さいごに

搬送には送る側と受ける側が存在し，この両者がともに患児の安全に最大限の注意を払うことで搬送のリスクを減らすことができる。多くの搬送トラブルはコミュニケーションエラーから起こっているため，地域における日々の心構えがなにより大切といえる。

搬送における心得

- ☐ 搬送は危険を伴う医療行為であり，単なる移動ではない
- ☐ 転院搬送の決断は一歩前の段階で早めに行う
- ☐ 搬送前の病態安定化は重要であり，搬送中の対応，治療は最小限に抑える
- ☐ 転院先との効率的な情報共有は必須である
- ☐ 地域におけるコミュニケーションを重視し，相互に尊重する
- ☐ 搬送手段の選択は予後を左右するため，救急車搬送を躊躇しない
- ☐ 搬送時はモニタリング・資機材携行が必須である
- ☐ 受ける側は送る側の状況を配慮し，礼節を重んじて対応を行う

コース当日の流れ

1 シナリオ終了後に搬送動画を視聴

2 受講生間における議論

　受講生がひとりずつ動画における問題点を指摘し，それぞれの要点について，議論する。

〈議論の要点〉
- 第一印象
- ABCDE 評価
- 診断
- コミュニケーション（家族，搬送先医師）
- 受け入れ施設側の心構え
- 搬送準備
- 搬送スキル（搬送用資機材，酸素投与方法など）
- モニタリング評価

　以上の要点について，適切な対応がなされていたのか，何が適切なのかを議論する。
　さらに，各地域，個人における搬送の経験や問題点を共有し，今後の問題解決の方法を議論する。

テーマ学習

はじめに

　重篤小児の生理的状態を素早く判別し，的確に介入して安定化させることが重要であることは繰り返し述べてきた。しかしその結果として救命できたとしても，それで終わりではない。たとえば外傷の場合，事故予防の啓発あるいは虐待対応も小児医療従事者が担うべき役割である。けいれんやアレルギーの対処法についても指導が必要なときがある。重篤になった背景を考察し，繰り返さないための予防も同じように重要であるとの立場から，この項では小児医療従事者として考えて欲しいテーマを取り上げる。議論を深めるきっかけとして欲しい。

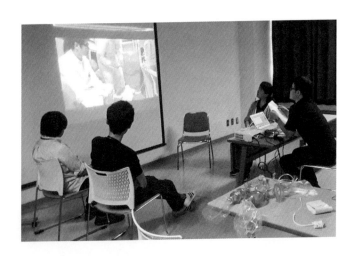

1 傷害と事故

学習到達目標

チェックリスト

(Ⅳ章 p. 68-75 参照)

□ 傷害防止と啓発の重要性について議論する

□ 身近にある傷害・事故に隠れた原因を説明する

□ 傷害と事故の違いについて説明する

□ "Injury Alert" について説明する

□ 救命の連鎖における "予防" の重要性を認識する

① 身近にあふれている出来事

　子どもは病気になるだけでなく，よくケガをして医療機関を受診する。「階段から落ちて頭を打ちました」「熱湯をこぼしてやけどをしました」「タバコを誤飲しました」など，このような事例は診療のなかでよく経験されているのではないだろうか。交通外傷において「チャイルドシート未装着，自転車乗車中のヘルメット未装着」がその患児に決定的なダメージを与えていることも時に経験する。われわれはこのように子どもたちにまつわるさまざまなトラブルとその結果に直接関わっている職業なのである。そして，これらの出来事を「子どもだから仕方がない」と判断して振り返ることなく診療を終えてしまってはいないだろうか。もう一歩進んで子どもを守るということはどういうことかを考えていきたい。

② 傷害 injury と事故 accident

　"Injuries are not accidents" "injury" と "accident" は日本語ではともに「事故」として和訳されているが，英語では予見可能，すなわち予防の可能性がある injury（傷害）と，予見不可能な accident（事故）とで明確に使い分けられている。

　われわれは injury と accident の違いを意識して診療を行うことが大切である。これを怠り，すべてを accident として片づけてしまうと事故は繰り返され，傷つく子どもたちは減らない。最悪の場合，不慮の事故による子どもの死につながりうる。軽微な事故の段階で診療に関わった医師が問題に気づくことができていれば，その死は避けられたかもしれない。ケガをして訪れた子どもたちとその家族に対して提供可能な支援は，アプリを含む参考資料から地域の保健師が訪問，育児支援に関与するような直接的な介入まで，幅広く整備されてきた。われわれが傷害防止に向けての関心を高め，適切な情報を事あるごとに提供しつづけることが，防ぎうる死から子どもたちを守る方法の一つである。

③ 子どもを危険から守るための心構え

　救命の連鎖において心停止の予防が最初の鎖になっているが，このなかには疾病予防だけではなく不慮の事故も含まれる。社会には

子どもたちにとって危険なものが多く存在している。われわれは診療のなかで injury を拾い上げる一方，自ら表現することのできない子どもたちの代弁者として injury の予防について議論し，社会に広く伝えるという使命がある。

④ 日本小児科学会の取り組み

　日本小児科学会のホームページでは，重症度が高い傷害を繰り返さないために情報共有の試みを行っている。それが Injury Alert である。貴重な情報が多く，目を通しておくことで傷害防止に対する観点も養われる。

　また，本学会は重症度にかかわらず年齢に応じた頻度の高い事故や傷害をまとめた Web 冊子「子どもの予防可能な傷害と対策」（保護者用，小児医療者用）を公開している。ONLINE QQ「こどもの事故と対策」やこども家庭庁「こどもの不慮の事故を防ぐために」などの情報も参考にされたい。

Injury
Alert

保護者用

小児医療者用

子どもの予防可能な傷害と対策

こどもの事故と対策

こどもの不慮の事故
を防ぐために

● さいごに
―日頃の小さな取り組みが子どもの未来を救う

　労働災害の世界では，「1 つの重大事故の背景には，29 の軽微な事故があり，その背景には 300 の異常（ハッとする出来事，ヒヤリとする出来事）が存在する」という，ハインリッヒの法則がある。300 の段階で 1 つの重大事故を予見することは決してたやすくはないが，そこには子どもたちを守るためのヒントが隠されている。われわれは子どもの代弁者として injury に遭遇したら，積極的に関わる姿勢が必要である。

2 虐 待

学習到達目標

チェックリスト

- □ 虐待は常に疑うことが重要で，見逃しが死につながることを説明する
- □ 虐待を疑う周辺状況，身体所見を説明する
- □ 相談すべき適切な組織について説明する（院内虐待防止委員会・児童相談所など）
- □ 虐待を疑った場合，「子どもを守る」ことが最重要であると認識する

Column
小児外傷初期診療の場が虐待見逃しの場にならないために

　小児科医が子どもの外傷診療にどの程度関わっているかは，地域や施設によっても異なると思われるが，受付の時点で「頭部打撲は脳神経外科」「骨折の疑いは整形外科」「熱傷は皮膚科」と振り分けられている施設も多いのではないだろうか。

　そうであれば小児科医が虐待診療のスキルを高めるだけでなく，自らのみえない場所（外傷初期診療の現場）で虐待が看過されているかもしれないことにも思いをはせてほしい。小児科医が子どもの外傷診療の初診（トリアージ）を行う，外科系医師診察後に併診するなど直接診療に関わるだけでなく，外科系医師や看護師に教育や啓発を行う，チェックリストを作成し使用してもらう，など間接的に関わることも，虐待診療におけるアドボカシーとなる。

① 小児救急診療と子ども虐待

　小児救急診療で子ども虐待に遭遇することは多い。救急診療では身体的虐待が多いとされているが，ネグレクト，心理的虐待，性的虐待に遭遇することや，それらが単一ではなく重複していることもある。救急診療の場では，虐待かどうかの判断をすることが困難な場合も多く，疑ったことにより生じる業務負担や精神的負担から「まあ，大丈夫だろう」と看過してしまうこともあるかもしれない。しかし，その受診は繰り返されながらエスカレートしていく虐待の唯一の出口であるかもしれない。次の受診は CPA での救急搬送かもしれない。

　救急診療の場は，虐待かどうかを判断する場ではなく，あくまで，子どもを心身の危険から守る場であることを認識し，潜在する虐待を常に意識する必要がある。

② 子ども虐待の認識は　「子どもと家族への援助」のきっかけ

　子ども虐待の定義のうえで重要な点の一つは，それに「加害者の動機」が含まれていないことである。加害者の，子どもに対して加害行為をしようという動機や悪意の有無は，それが虐待であるか否かを判断する条件にはならない。「子どもの健康と安全が危機的状況にある」という認識が重要であり，たとえ養育者がよかれと思っていても，信念をもってしつけをしたとしても，虐待と判断される場合もありうる。とくに，ネグレクトでそうした状況がみられることがあり，親に育児能力や必要な知識が不足していたり，子どもを養育する心身のゆとりがなかったりする場合が多い。「虐待」という表現ではなく「Child maltreatment（不適切養育）」という用語も使用される。

　子ども虐待における医療の役割は決して「加害者を特定する」ことではなく「子どもの安全を守る」ことであり，多職種協働の「子どもと家族への援助」につなげ，最終的に「適切な養育環境の再構築」を目指すことである。

❸ 早期発見

児童虐待の防止等に関する法律（児童虐待防止法）には，教職員や保健師などとならび「医師は，児童虐待を発見しやすい立場にあることを自覚し，児童虐待の早期発見に努めなければならない」とある。

早期発見のために意識すべき点は「虐待はいかなる子どもにも起きうる」「虐待は常に隠される」ことで，すべての子どもを診療する際に鑑別疾患としてあげることが重要である。

❹ 安全確保

子どもの安全確保のためにもっとも確実な方法は，入院である。損傷・疾病としての医学的加療・経過観察が必要ではない場合であっても，帰宅させることで子どもの安全が確保できないと判断する場合は，何らかの理由をつけて入院させる。

自施設に入院ができない場合は，他院へ紹介入院とするが，その際に他院には虐待事例であることを保護者のいない場で説明しておく。

❺ 通告と告知

虐待を疑った場合，児童相談所に通告することは，法律に規定された「義務」であり，守秘義務違反にあたらないことも明記されている。医師個人の医学的判断（「親との関係がこじれれば児の治療に支障をきたすのでは」など）の介入する余地はなく，医師個人の主観（「親が反省しているようだから」「悪気はなさそうだから」）を斟酌する必要はない。

「虐待が疑われる」「関係機関に通告する」ことを保護者に伝えることを告知というが，告知は，法律では義務づけられていない。

通告者を保護するために児童虐待防止法では「通告をした者を特定させるものを漏らしてはならない」と定めているが，医療機関からの通告の場合は，通告者を完全に秘匿することは難しいことも多い。

告知は今後の家族支援の前提となる重要なものであるが，救急診療の場で「虐待」というキーワードを用いるのは，やや拙速であり，

注意を要する。近い将来の親子治療の継続性を考えた場合，少なくとも医療機関が独断で虐待を指摘すべきでなく，児童相談所への通告を優先し，告知に関しても協働することが重要である。

院内に対応組織がある場合は，通告前の段階で連絡を行い，組織として対応し，開業医からよりも病院から，病院でも担当医とは別の人間が，複数で告知をすることが望ましい。決して一人で抱え込まないようにすることが重要である。また，通告は親を罰するものではなく，子どもの安全を守ることであり，虐待者も支援を受ける存在であることを意識しておく。

● さいごに

これまでの子ども虐待への対応を振り返ってみていただきたい。その対応のなかで，不安や心配になったことはないだろうか。また，子ども虐待対応の仕組みは，医療機関ごとにさまざまである。ぜひ本コースを通じて受講者同士でも有益な情報を共有し，自らの診療や，組織作り，他科医師や他職種への啓発に役立てていただきたい。

虐待から「子どもを守る」こと，それが子どもの代弁者であるわれわれの責務である。

文 献

1) 日本小児科学会：子ども虐待診療手引き第3版.
   https://www.jpeds.or.jp/modules/guidelines/index.php?content_id=25
2) 日本子ども虐待医学会：子ども虐待対応医師のための子ども虐待対応・医学診断ガイド.

Ⅲ JPLSコースハンドブック

3 アナフィラキシー

学習到達目標

チェックリスト

- □ アナフィラキシーの症状（皮膚症状，粘膜症状，消化器症状など）を適切に察知する
- □ アナフィラキシーショックの治療はアドレナリンだけではないことを理解する
- □ 適切なアドレナリン投与方法を説明する（投与量・部位）
- □ アドレナリンが無効あるいは不十分な際の対応を考える
- □ エピペン® を適切に使用する

1 アナフィラキシーとは

アナフィラキシーとは,「アレルゲン等の侵入により,複数臓器に全身性にアレルギー症状が惹起され,生命に危機を与えうる過敏反応」をいう。「アナフィラキシーに血圧低下や意識障害を伴う場合」を,アナフィラキシーショックという(日本アレルギー学会アナフィラキシーガイドライン)[1]。

2 アナフィラキシーの症状

一般向けエピペン® の適応として,日本小児アレルギー学会が下記の症状を示している。エピペン® が処方されている患者でアナフィラキシーショックを疑う場合,下記の症状が一つでもあれば使用すべきであると公表されている(表Ⅲ-1)[2]。

表Ⅲ-1 一般向けエピペン® の適応(日本小児アレルギー学会)

消化器の症状	・繰り返し吐き続ける ・持続する強い(がまんできない)おなかの痛み	
呼吸器の症状	・のどや胸が締め付けられる ・犬が吠えるような咳 ・ゼーゼーする呼吸	・声がかすれる ・持続する強い咳き込み ・息がしにくい
全身の症状	・唇や爪が青白い ・意識がもうろうとしている ・尿や便を漏らす	・脈を触れにくい・不規則 ・ぐったりしている

〔日本小児アレルギー学会アナフィラキシー対応ワーキンググループ:一般向けエピペン® の適応. 2013 年, https://www.jspaci.jp/gcon-tents/epipen/より引用〕

また,医療現場におけるアナフィラキシーの診断基準は最新の「アナフィラキシーガイドライン 2022」において,①皮膚,粘膜の症状に気道/呼吸症状,循環器症状,重度の消化器症状のいずれかを伴うか,②既知のアレルゲンまたはアレルゲンの可能性が高いものに曝露された後の血圧低下または気管支攣縮,喉頭症状が数分から数時間で発症した場合としている[3]。下記の表Ⅲ-2を参考に,アナフィラキシーの重症度を把握することは治療の評価において重要である。グレード 3 の症状で示されているように,呼吸障害,循環障害ともに心停止が切迫した状況になりうる疾患であり,その初期対応はきわめて重要であることを認識しておく。

表Ⅲ-2　アナフィラキシーにより誘発される器官症状の重症度分類

		グレード1 （軽症）	グレード2 （中等症）	グレード3 （重症）
皮膚・ 粘膜症状	紅斑・ 蕁麻疹・膨疹	部分的	全身性	←
	瘙痒	軽い瘙痒 （自制内）	強い瘙痒（自制外）	←
	口唇，眼瞼腫 脹	部分的	顔全体の腫れ	←
消化器 症状	口腔内，咽頭 違和感	口，のどのか ゆみ，違和感	咽頭痛	←
	腹痛	弱い腹痛	強い腹痛（自制内）	持続する強い腹痛 （自制外）
	嘔吐・下痢	嘔気，単回の 嘔吐・下痢	複数回の嘔吐・ 下痢	繰り返す嘔吐・便失 禁
呼吸器 症状	咳嗽，鼻汁， 鼻閉， くしゃみ	間欠的な咳 嗽，鼻汁，鼻 閉，くしゃみ	断続的な咳嗽	持続する強い咳き込 み，犬吠様咳嗽
	喘鳴， 呼吸困難	—	聴診上の喘鳴， 軽い息苦しさ	明らかな喘鳴，呼吸 困難，チアノーゼ， 呼吸停止，$SpO_2 \leqq$ 92%，締めつけら れる感覚，嗄声，嚥 下困難
循環器 症状	頻脈，血圧	—	頻脈（＋15回/ 分），血圧軽度低 下，蒼白	不整脈，血圧低下， 重度徐脈，心停止
神経症状	意識状態	元気がない	眠気，軽度頭痛， 恐怖感	ぐったり，不穏，失 禁，意識消失

血圧低下　　：1歳未満＜70 mmHg
　　　　　　　1〜10歳＜[70＋（2×年齢）mmHg]
　　　　　　　11歳〜成人＜90 mmHg
血圧軽度低下：1歳未満＜80 mmHg
　　　　　　　1〜10歳＜[80＋（2×年齢）mmHg]
　　　　　　　11歳〜成人＜100 mmHg

〔日本アレルギー学会 Anaphylaxis 対策委員会編：アナフィラキシーの重症度分類．アナフィラ
キシーガイドライン2022，日本アレルギー学会，東京，p.18．より引用〕

3 アナフィラキシーと心停止

　アナフィラキシーは呼吸・循環障害をきたす疾患であり，心停止が切迫した状況に陥ることがある。アナフィラキシーが原因で心停止に至った例の心停止までの平均時間は，食物で 30 分，蜂毒などの虫刺で 15 分，薬物では 5 分といわれている[4]。迷っている時間はない。疑いをもった時点でアドレナリン筋注（0.01 mg/kg，大腿外側広筋）をはじめとした初期対応を行わなくてはならない（**表Ⅲ-3**）。わが国においてアナフィラキシーショックは年間 5,000〜6,000 人が発症している[5]。そのうち，毎年 50〜70 人が死亡している[6]。

表Ⅲ-3　アドレナリン筋肉注射の適応

アナフィラキシーと診断した場合，または強く疑われる場合

○ **アドレナリン筋肉注射**
注射部位：大腿部中央の前外側部
アドレナリン規格：1 mg/mL
投与量：0.01 ml/kg（0.01 mg/kg）
1 回最大量：12 歳以上 0.5 ml（0.5 mg），12 歳未満 0.3 ml（0.3 mg）
注）エピペン® は 0.15 mg 製剤と 0.3 mg 製剤がある

4 アナフィラキシーへの対応

　アナフィラキシー発症の原因にはさまざまなものがあり，アナフィラキシーと鑑別が必要な疾患もさまざまであるため，あらかじめ認知されているアレルゲンを摂取した，または曝露したという場合でなければ必ずしも診断は簡単ではない。また，アドレナリン投与前のバイタルサインも治療の経過のなかで重要な情報であるため，アナフィラキシーの対応においてはアドレナリンの投与を急ぐのと同様に本コースで学ぶ一次評価（ABCDE アプローチ）を行うことが重要である。

● さいごに

　アナフィラキシーショックはショック（循環障害）であり，アドレナリン筋注以外にも行わなくてはならない対応は種々ある。本コースの「循環障害に対する初期対応」と重複するが，仰臥位にし

て下肢を挙上，高濃度酸素投与（リザーバ付きマスクで 10 L/min），輸液路を確保して等張性晶質液の急速輸液投与（20 ml/kg）などが初期対応としては重要である。1 回の投与では不十分な症例や，β ブロッカー服用のためアドレナリンに抵抗性がある症例も存在するため，アドレナリン筋注後も安心することなく，評価と対応を繰り返し行い，再増悪や二相性反応の可能性を考え，対応可能な施設への搬送を考慮する。

文　献

1) 日本アレルギー学会：アナフィラキシーガイドライン第 1 版（2014 年 11 月）.
2) 日本小児アレルギー学会：一般向けエピペン® の適応. https://www.jspaci.jp/gcontents/epipen/
3) 日本アレルギー学会：アナフィラキシーの重症度分類. アナフィラキシーガイドライン 2022，2023.
4) Pumphrey RS：Lessons for management of anaphylaxis from a study of fatal reactions. Clin Exp Allergy 30：1144-1150, 2000.
5) 野口宏，他：厚生労働科学研究費 厚生労働科学特別研究事業 総括研究報告書（平成 19 年度）「救急救命士による救命救急処置に関する研究（アナフィラキシーショックの救命率向上に関わる早期処置の妥当性とその実施方法）」.
6) 厚生労働省：人口動態統計『死亡数，性・死因（死因基本分類）別』.

IV

心停止の予防と迅速な初期対応

心停止の予防と迅速な初期対応

❶ 小児・乳児の定義

　出生後から思春期まで（目安としてはおよそ中学生までを含む）を広く小児とする。1歳未満を乳児とし，1歳から思春期までを狭義の小児とすることもある。国際的にも生理学的観点からも，小児と成人の区切りは思春期頃とするのが妥当とされている。

　なお，世界保健機関（WHO）などでは出生28日未満を新生児期と定義しており，分娩室，新生児室，新生児集中治療室，産科病棟など新生児蘇生法（neonatal cardiopulmonary resuscitation：NCPR）を修得した医療従事者がいる場所では NCPR が適応され得る。一方，病院前救護，救命救急センター，小児病棟，小児集中治療室などにおける新生児期の心停止に対しては，小児蘇生法（pediatric life support：PLS）の適応を原則とするが，各施設や組織における PLS と NCPR の適応範囲にかかる独自の決定を妨げるものではない。また，主に成人を対象とする施設においては，思春期以前の小児であっても体格に応じて成人と同様に対応してよい。

❷ 救命の連鎖

　「救命の連鎖」は，①心停止の予防，②早期認識と通報，③一次救命処置（心肺蘇生と AED），④二次救命処置と集中治療の四つの要素からなり，小児と成人が包括されている（『改訂6版 救急蘇生法の指針2020 医療従事者用』p.10 参照）。

1. 心停止の予防

　「救命の連鎖」の第一の輪は，院外においては不慮の事故による傷害の防止や疾病予防などがあげられる。成人に比べて小児では，不慮の事故が心停止の原因に占める割合が大きく，多くの場合で予防可能であることから，事故発生や傷害の防止を強調している。この

なかには救急医療体制の整備も含まれる。一方，院内においては警告スコアの認識，院内迅速対応チーム（medical emergency team：MET，critical care response team：CCRT など）の始動などによる心停止予防を含めた概念となる。

2. 早期認識と通報

　心停止に直結する呼吸障害とショックに早期に気づいて，すみやかに対応することが救命率の改善に欠かせない。小児の心停止の原因としては，呼吸状態悪化や呼吸停止に引き続く心停止（呼吸原性心停止）が成人に比較して多く，乳児をはじめ低年齢の小児になるほどその傾向が強いと考えられている。心停止に至った場合の転帰は不良であるが，呼吸停止だけの状態で発見され，心停止に至る前に治療が開始された場合の救命率は 90％以上と報告されている。

3. 一次救命処置（心肺蘇生と AED）

　第三の輪である一次救命処置（basic life support：BLS）は，心肺蘇生（CPR）と電気ショック，気道異物除去を包括した概念である。病院内・救急車内など医療環境の整ったなかで日常業務として医療従事者や救急隊員などが救命処置を行う場合は，その端緒として BLS が開始される。このような状況では，市民を対象として作成された市民用 BLS アルゴリズムではなく，成人と共通の医療用 BLS アルゴリズムを使用する。このアルゴリズムは救助者の熟練度，資格，準備された資器材などが異なっていることを考慮し最適化して用いるが，小児・乳児を対象とする場合はさらにその特性を加味する。

4. 二次救命処置と集中治療

　第四の輪は二次救命処置（advanced life support：ALS）と心拍再開後の集中治療を包括した概念である。ALS の心停止アルゴリズムは，医療従事者が心停止時に行う処置の手順をまとめたものである。小児の心停止では呼吸不全やショックが先行する場合が多く，効果的な CPR の実施と心停止に至った原因の検索と是正が重要である。

IV

心停止の予防と迅速な初期対応

表IV-1　0～19歳の死因順位別死亡数，人口10万

年齢（歳）	第1位			第2位		
	死因	死亡数	死亡率	死因	死亡数	死亡率
0	先天奇形，変形および染色体異常	580	67	周産期に特異的な呼吸障害等	239	27.6
1～4	先天奇形，変形および染色体異常	142	3.7	不慮の事故	72	1.9
5～9	悪性新生物	86	1.7	不慮の事故	56	1.1
10～14	悪性新生物	98	1.9	自殺	90	1.7
15～19	自殺	563	9.9	不慮の事故	204	3.6

表IV-2　死因・年齢別の人口10万対死亡率の性差
（令和元年人口動態統計より）

死因	年齢（歳）	男	女	性差
乳幼児突然死症候群	0	10.1	7.1	1.42
不慮の事故	0	10.6	7.3	1.45
	1～4	2	1.8	1.11
	5～9	1.5	0.7	2.14
	10～14	0.9	1.1	0.82
	15～19	5.3	1.8	2.94
自殺	10～14	1.7	1.7	1.00
	15～19	13.2	6.4	2.06

❸ 小児の死因と心停止の予防

　わが国における1歳以後の小児の死亡原因第1位は「不慮の事故」であった。事故防止の努力などにより，令和元（2019）年の人口動態統計では第3位となったものの，その発生数はいまだ多い（**表IV-1，表IV-2，図IV-1**）。多くの事故は防止可能であり，これによる心停止を未然に防ぐことは重要である。事故は偶発的で避けられないもの（accident）ではなく，防止可能な傷害（injury）ととらえ，不慮の事故による傷害の防止（injury prevention）についての市民

対死亡率（令和元年人口動態統計より）

第3位			第4位			第5位		
死因	死亡数	死亡率	死因	死亡数	死亡率	死因	死亡数	死亡率
不慮の事故	78	9	乳幼児突然死症候群	75	8.7	胎児および新生児の出血性障害等	56	6.5
悪性新生物	65	1.7	心疾患	40	1.1	インフルエンザ	32	0.8
先天奇形, 変形および染色体異常	41	0.8	心疾患	18	0.4	インフルエンザ	14	0.3
不慮の事故	53	1	先天奇形, 変形および染色体異常	23	0.4	心疾患	20	0.4
悪性新生物	126	2.2	心疾患	37	0.6	先天奇形, 変形および染色体異常	31	0.5

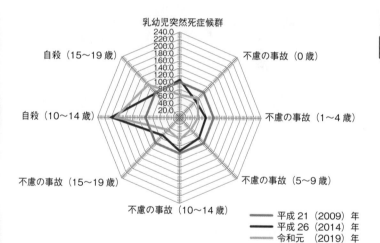

図Ⅳ-1 「乳幼児突然死症候群」「不慮の事故」「自殺」死亡率の変遷
平成21（2009）年を100として, 平成26（2014）年・令和元（2019）年と比較

Ⅳ

心停止の予防と迅速な初期対応

啓発が重要である。

1. 乳児突然死症候群（SIDS）

　　乳児突然死症候群（sudden infant death syndrome：SIDS）の発症リスク因子として, 受動喫煙, うつぶせ寝, 人工乳が指摘され,

保育環境の重要性が指摘されている。とくに母親や父親，その家族には，適切な保育環境を整えることの大切さと，彼らが果たす役割が大きいことの啓発が重要である。年間死亡数が平成12（2000）年の363人に比べて平成26（2014）年には145人，令和元（2019）年には75人に減少しているのは，全国的な啓発活動を含めた複数の要因が作用した結果と考えられる。

> **参考** SIDSの訳語について ────────────────────
> SIDS（sudden infant death syndrome）の日本語訳として，日本小児科学会用語集では「乳児突然死症候群」，人口動態統計では「乳幼児突然死症候群」が用いられている。

2. 異物誤嚥・誤飲・中毒

小児の不慮の事故でもっとも多いのは「その他の不慮の窒息」であり，食物誤嚥による気道閉塞の死亡の90％以上は5歳以下である。嚥下機能，咀嚼力，咳嗽反射の未発達な小児への食材（ピーナッツ，ブドウ，キャンディー，ミニトマトなど）の制限などが必要となる。小児の誤飲事故の原因は日用品，医薬品，タバコ，電池，洗剤など多岐にわたる。タバコの浸漬液の誤飲では，血圧低下や意識障害，痙攣の危険性がある。ボタン型電池誤飲による喉頭・食道損傷が報告されており，とくに起電力の高いリチウム電池は緊急性が高い。5歳以下の誤飲事故で医薬品の占める割合はここ10年ほどで徐々に増加している。このほとんどが，小児の発達段階を考慮した同居者の薬物管理により予防可能な事故である。乳児健診などの定期的な診察の機会を利用して，子どもの発達段階に応じた予防の指導だけでなく，同居家族への注意喚起が大切である。

3. 溺　水

わが国では自宅浴槽内での溺水が多い。とくに未就学児のいる家庭では，浴槽に残し湯をしない，風呂場に入る扉の高い位置に鍵を装着するなど，さまざまな危険性を想定した対策が必要である。一方，用水路や川など自然の水域内での溺水事故は，5歳以降が多くを占める。遊泳時のライフジャケット着用をはじめとした事故防止意識の確立が必要となる。

4. 火　災

煙・火炎への曝露による死亡が，小児の不慮の事故の死亡原因と

して一定数を占めている。近年，火災による死者は高齢者を中心に住宅で多く発生しているが，割合は少ないものの小児も含まれている状況をふまえると，住宅用の火災警報器やスプリンクラーの設置，防炎製品の活用などは小児の死亡減少に有用である。また，火遊びによる住宅火災が例年少なからず発生している。小児だけを残して外出しない，ライターを小児の手の届くところに置かないなどの保護者の配慮も，小児を火災から守るうえで重要である。

5. 転倒・転落

　乳幼児期の事故では，転倒・転落の頻度が高い。受傷機転は，新生児期では「抱かれている子どもの転落」，生後3カ月以降では「ベッドやソファーからの転落」，生後7～8カ月では「歩行器や階段からの転倒・転落」，生後10カ月以降では「浴槽への転落」，1歳以降では「椅子や窓，バルコニーからの転落」が多い。したがって，乳幼児では発達段階に応じた防止策が必要となる。不慮の事故による傷害の防止のための保護者らを対象とした啓発とともに，転倒・転落を防止するために家具や室内の構造への配慮が重要である。

6. 交通事故

　チャイルドシートの使用は平成12（2000）年に義務化された。令和元（2019）年の6歳未満の小児のチャイルドシート不使用時の致死率は適正使用時の約10倍であり，チャイルドシートの使用が交通事故の被害軽減に寄与していることが認められる。妊婦の交通事故は少ないものの，それに伴う胎児損傷の報告がみられる。シートベルト装着が母体と胎児にかかる交通事故損傷を軽減できると報告されている。

　平成27（2015）年中の15歳以下の自転車乗用中の死傷者は15,859人であり，6歳未満ではその35％に頭部外傷がみられる。頭部外傷の重症度はヘルメットの装着により著しく軽減することが知られているが，わが国では自転車乗車時のヘルメット装着に対する意識が低い。また，2歳未満の小児が自転車の幼児用座席から転落する事故が多いのもわが国の特徴である。

7. 自　殺

　死亡原因としての自殺は，10～14歳では平成15（2003）年から平成24（2012）年まで第3位，平成25（2013）年からは平成29（2017）

Ⅳ 心停止の予防と迅速な初期対応

年（第1位）を除き令和元（2019）年まで第2位である。15〜19歳では，平成20（2008）年以降は平成23（2011）年（第2位）を除き，令和元（2019）年まで第1位である。

青少年の自殺リスクとして，幼少時や若年時に発症した精神障害，家庭や学校での精神的問題に対する支援不足，薬物乱用，ストレス状況への対処能力の低さ，経済的困窮などさまざまな要因が考えられている。学童期の不登校，いじめ，親との離別，保護者からの虐待などは将来の自殺危険因子に深くかかわるため，それらが認識されしだい支援を開始し，保護者と教育機関，精神医療機関の連携と情報共有によって，自殺を未然に防ぐことが重要である。

8. 虐待

平成26（2014）年度の心中以外の虐待死は43例（44人）で，0歳児が27人（61%）ともっとも多く，0〜5歳児が40人（91%）であった。その後も毎年50例前後の虐待死がある。背景としては「望まない妊娠/計画していない妊娠」「妊婦健診未受診」が多かった。妊娠期から支援を必要とする養育者の早期把握と，切れ目のない支援の強化が望まれる。児童虐待防止全国ネットワークによると，児童相談所が対応した児童虐待相談対応件数は年々増加しており，令和2（2020）年度は205,029件（速報値）で，5年前から倍増している。虐待が疑われたときの通告義務や通告方法についての啓発と，通告への適切な対応および事後評価が重要である。

9. 重症細菌感染症

令和元（2019）年の人口動態統計によると，1〜4歳の死因の第6位は敗血症であり，細菌性髄膜炎を含む重症細菌感染症は抗菌薬の普及した現在においても小児の死因として重要である。わが国においてもヘモフィルスインフルエンザ菌b型（Hib）と肺炎球菌感染症の発生率を抑制するために，平成25（2013）年度から両ワクチンが定期接種化された。

1）Hib感染症

Hib感染症は，菌血症，髄膜炎，急性喉頭蓋炎，化膿性関節炎，骨髄炎，心外膜炎，蜂窩織炎など重篤な疾患を引き起こす。かつて，細菌性髄膜炎の起因菌は多くの年齢層でHibが第1位を占めていた。Hibによる髄膜炎はショックや意識障害で発症し，短期間で死

亡することもあった。急性喉頭蓋炎は急激に進行して，重症例では気道閉塞で死亡する。現在，Hib ワクチンは世界の多くの国々で使用されており，その結果，たとえば米国では 5 歳未満の Hib 感染症の発生率は従来の 1 ％に減少した。わが国でも定期接種化後，著明に減少した。

2）肺炎球菌感染症

肺炎球菌は，髄膜炎，菌血症・敗血症，肺炎，中耳炎などさまざまな感染症をもたらし，とくに 3 カ月以上の小児においては髄膜炎や菌血症などの重篤な疾患を引き起こす。髄膜炎は，救命に成功しても重度の後遺症が残ることがある。わが国でも肺炎球菌ワクチンが定期接種となったことにより，著明に減少した。

④ 切迫心停止への初期対応─迅速な初期評価

小児の救急蘇生では，救命処置だけでなく，切迫心停止の早期認識と心拍再開後の管理を含めた概念が従来から重視されてきた。とくに切迫心停止の早期認識に基づき心停止を防ぐことが重視されており，救急蘇生法の学習にあたっては，初期診療（初期対応）における迅速な評価から始める。

小児救急患者の診療の際には病名診断から入りがちであり，診断がつかないと治療が始められないとの誤解が多い。しかし，病名診断がつかなくとも，以下に述べるような生理学的状態の把握に基づく迅速な初期評価を行い，これをもとに初期治療をただちに開始することが不可欠である。

1. 心停止に至る致死的病態

小児の心停止に至る致死的病態は年齢，基礎疾患，発生場所によりさまざまであるが，窒息による呼吸停止，低酸素血症，アシドーシスや不整脈が原因で心停止に至る（**図Ⅳ-2**）。低酸素血症とアシドーシスの主な原因は，呼吸不全とショックである。

1）呼吸不全

呼吸不全とは，呼吸障害が悪化し，血液酸素化や分時換気量が正常に保たれず，低酸素血症や高二酸化炭素血症を呈する状態である。
酸素化の悪化，換気不良などが臨床的に明らかになる前，あるい

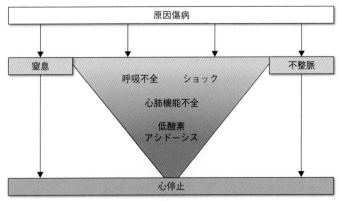

図Ⅳ-2　心停止に至る致死的病態

は陽圧換気を要しない状態を呼吸窮迫という。呼吸不全の前段階としての呼吸窮迫を早期に認識して，早期に介入することが肝要である。

2) ショック

　ショックとは，組織の酸素需給に不均衡をもたらす急性かつ全身性の循環障害である。侵襲や生体反応の結果として臓器血流が維持できなくなり，細胞の代謝障害や臓器障害が起こる。呼吸窮迫，頻拍または徐脈，毛細血管再充満時間（capillary refill time：CRT）の延長，血圧の低下，脈圧の減少，意識状態の悪化，四肢冷感，冷汗，尿量減少などが一般的な徴候である。

　生理的代償の限界を超えている状態を非代償性ショックもしくは低血圧性ショックという。心拍出量が低下していても，末梢血管の収縮や心拍数の増加などにより代償され一見血圧が正常であるものを代償性ショックという。代償性ショックをショックではないと見誤る場合が多いので注意が必要である。いずれにせよ，血圧が正常であっても，前段階の代償性ショックを早期認識して早期介入することが肝要である。

　なお，各年齢における収縮期血圧の許容下限値は下記を目安にする。

　　・1カ月未満：60 mmHg

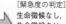

第一印象
・意識，呼吸，循環

[緊急度の判定]
生命徴候なし，反応なし→ 小児心停止アルゴリズム
生命徴候あり
" 心停止が切迫 "→ ただちに介入，一次評価
" 心停止が切迫はしていない "→ 一次評価

一次評価
・迅速な身体診察
（ABCDE アプローチ）
・バイタルサイン/モニター数値

[重症度の判定]
（呼吸障害）　　（循環障害）　　　　（中枢神経障害）
" 呼吸窮迫 "　" 代償性ショック "　" 切迫する
" 呼吸不全 "　" 非代償性ショック "　脳ヘルニアの有無 "

二次評価
・焦点を絞った詳細な身体診察
（Head-to-Toe アプローチ）
・病歴聴取（SAMPLE）
・血糖測定

[原因となる病態の同定：タイプ別分類]
（呼吸障害）　　　　　　　　（循環障害）
" 上気道閉塞 "　　　　　" 循環血液量減少性ショック "
" 下気道閉塞 "　　　　　" 心原性ショック "
" 肺組織（実質）病変 "　" 心外閉塞・拘束性ショック "
" 呼吸調節の障害 "　　　" 血液分布異常性ショック "

診断的検査
・検体検査/画像検査/その他の検査

図Ⅳ-3　系統的な初期評価のアプローチ

・1 カ月〜1 歳未満：70 mmHg
・1 歳〜10 歳未満：70＋2×年齢 mmHg
・10 歳以上：90 mmHg

2. 系統的な初期評価のアプローチ

　呼吸不全やショックのような心停止が切迫している状態，あるいはこれらに至る可能性がある病態を早期に認識し，初期の治療を迅速に開始することが，心停止の予防と救命率の改善に不可欠である。

　そのための初期診療（初期対応）は，標準化された評価手順（図Ⅳ-3）に従った初期評価，およびそれに基づく初期治療からなる。

　また，初期診療はチームで進めることが不可欠である。集めた人員を統合し，協働して初期診療にあたることが求められる。

1）第一印象

　まず，患者が視野に入った瞬間に生きていると感じられなければ（生命徴候なし），反応を確認し，反応がなければ心停止を疑って心停止アルゴリズムに入る。生きていると感じられれば（生命徴候あり），引き続く数秒以内に，第一印象により心停止切迫の程度を評価する。

表IV-3　身体診察の ABCDE アプローチ

A（気道）	D（神経）
気道の開通性	意識レベル（AVPU） 瞳孔所見
B（呼吸）	**E（外表所見と体温）**
胸壁の動き/呼吸数 努力呼吸の有無 呼吸音の異常 SpO_2	外表所見 体　温
C（循環）	
脈の強さ/脈拍数 末梢皮膚（色調/温度） 毛細血管再充満時間（CRT） 血　圧	

　第一印象とは，意識，呼吸，循環の３要素で構成される見た目である。意識の見た目とは，開眼，瞬目の有無，活気の程度，体動，啼泣の有無などを包括して得られる印象である。呼吸の見た目とは，顔色，胸郭の動きの程度とテンポ，息づかい，狭窄音などを包括して得られる印象である。循環の見た目とは，皮膚色と意識状態などである。

　心停止が切迫している状態のときは，すぐに①応援および必要資器材を集め，②高濃度酸素を十分投与し，③SpO_2と呼吸・循環のモニターを装着しながら，一次評価を開始する。

2）一次評価（ABCDE アプローチ）

　一次評価とは，表IV-3 に示す ABCDE のどの項目の状態が悪く，どのくらい深刻かを，迅速に認識する過程である。一次評価は 30秒〜数分以内に完了する。第一印象を得た後の上記①〜③，すなわち応援・資器材集め，酸素投与，モニター装着の完結までを目安とし，迅速に評価を進める。モニター画面上の数値に過度に依存せず，身体診察をより重視して評価する。

（1）身体診察

　A：気道（Airway），B：呼吸（Breathing），C：循環（Circulation），D：中枢神経（Disability），E：外表（Exposure）の順に評価を進める（ABCDE アプローチ）。詳細な診察に時間を費やすことなく，表IV-3 に示した項目を迅速かつ簡潔に観察し評価する。胸部

表IV-4 呼吸数と心拍数の目安

年齢（歳）	呼吸数（/分）	心拍数（/分）
0〜1	30〜60	110〜160
1〜3	20〜40	90〜140
3〜6	20〜30	80〜120
6〜15	15〜25	60〜110
成人	10〜25	60〜100

の聴診は短時間で，空気の出入りと異常な呼吸音の有無，過剰心音，心雑音の有無を知る程度とする。乳児では頸動脈の触診が困難であるため，中枢の脈拍は上腕動脈で触れる。また，循環状態の評価にはCRTも参考とする。CRTは末梢の皮膚を指などで圧迫し，圧迫解除後に同部位の色調が回復するまでの時間を測定する。2秒以下が正常である。

意識レベルは下記のAVPUスケールの4段階で簡潔に評価する。

- A（Alert）：意識清明
- V（responsive to Verbal stimuli）：呼びかけに反応する
- P（responsive to Painful stimuli）：痛み刺激に反応する
- U（Unresponsive）：反応しない

（2）バイタルサインとモニター数値

呼吸数，心拍数，SpO_2，血圧，体温を測定し，身体診察を補足する。年齢ごとの呼吸数と心拍数の目安を表IV-4に示す。

これら（1）（2）の過程で，心停止，完全気道閉塞，循環不全を伴う徐脈（60/分未満）などを認めた場合は，評価を中断して蘇生を優先する。

以上の評価に基づいて，ABCDEの異常，呼吸障害の区分（呼吸窮迫，呼吸不全），ショックの区分（代償性ショック，非代償性ショック），切迫する脳ヘルニアの有無を判定し，バッグ・マスク換気，輸液路確保，気管挿管/輸液/薬物の準備などの必要性を判断する。必要であればそれらを用いた初期治療を進めつつ，二次評価を開始する。

3）二次評価

一次評価後の輸液路確保などの介入の間に，二次評価を進める。

IV

心停止の予防と迅速な初期対応

表IV-5　身体診察の Head-to-Toe アプローチ

			呼吸障害	ショック	意識障害
頭　部	（触　診）	大泉門		○	○
顔　面	（視　診）	眼球の陥凹		○	
		鼻閉・鼻汁	○		
		口腔内所見	○	○	
頸　部	（視　診）	頸静脈怒張	○	○	
	（触　診）	気管偏位	○	○	
		皮下気腫	○	○	
胸　部	（視　診）	呼吸数	○	○	
		呼吸パターン	○	○	
		胸壁の動き	○	○	
	（聴　診）	呼吸音	○	○	
		心音		○	
	（打　診）	鼓音/濁音	○	○	
腹　部	（視　診）	腹部膨満		○	
	（触　診）	肝腫大		○	
皮　膚	（触　診）	皮膚緊張低下		○	
		下腿浮腫		○	
意　識	Glasgow Coma Scale				○

一次評価で判定した A～E の異常について，その原因となる病態を検索するために詳細な身体診察と病歴聴取を行う．迅速血糖測定もこの過程で行うとよい．

（1）詳細な身体診察

一次評価で判定した異常に焦点を絞り，頭からつま先への順（Head-to-Toe アプローチ）で診察する（**表IV-5**）．意識レベルの評価には，さまざまな小児専用スケールが提案されているが，成人と同様に開眼，言語反応，運動反応で評価できる GCS（Glasgow Coma Scale）が有用である（**表IV-6**）．

（2）病歴聴取

要領よく迅速に，かつ情報が欠落しないことを目的に，病歴は下記の "SAMPLE" に従って聴取する．

・S（Signs and Symptoms）：自覚症状，他覚所見

表IV-6　乳児・未就学児・小学生〜大人の Glasgow Coma Scale（GCS）

	乳児	未就学児	小学生〜大人
開眼（E）			
4	自発的に		
3	呼びかけにより		
2	痛み刺激により		
1	開眼しない		
言語反応（V）			
5	笑い，喃語	年齢相応な単語，会話	見当識あり
4	不機嫌に啼泣	混乱した単語，会話	混乱した会話
3	痛み刺激で啼泣	不適当な言葉	
2	痛み刺激でうめき声	うめき声	意味不明な発声
1	発声を認めない		
運動反応（M）			
6	自発的に目的をもって動く	指示に従う	
5	触れると逃避する	疼痛部へ手足をもっていく	
4	痛み刺激から逃避する		
3	異常屈曲		
2	異常伸展		
1	体動なし		

・A（Allergies）：アレルギー
・M（Medications）：薬物服用歴・投与歴
・P（Past history）：既往歴，予防接種歴，感染症流行状況
・L（Last meal）：最終経口摂取
・E（Events）：今回の経過

以上，(1)(2)の評価に基づいて病態を判断する。
　呼吸障害は上気道閉塞，下気道閉塞，肺組織（実質）病変，呼吸調節の障害に分類される（**表IV-7**）。一方，ショックは循環血液量減少性ショック，心原性ショック，心外閉塞・拘束性ショック，血液分布異常性ショックに分類される（**表IV-8**）。これらの呼吸障害とショックの分類に基づいて，初期治療を行う。切迫した中枢神経障害が存在する場合には，適切なタイミングで適切な治療を行う。

表IV-7　呼吸障害の分類

- **上気道閉塞**
  クループ症候群，アナフィラキシー，異物誤飲など，上気道の閉塞機転による呼吸障害をさす。陥没呼吸や吸気性喘鳴を呈する

- **下気道閉塞**
  細気管支炎や喘息などによる，末梢気道抵抗が増大した状態をさす。呼気延長や呼気性喘鳴を呈する

- **肺組織（実質）病変**
  肺炎や肺水腫などの，肺コンプライアンス低下による呼吸障害をさす。呻吟やラ音などを呈する

- **呼吸調節の障害**
  頭蓋内病変，薬物中毒，神経筋疾患などにより，低換気や無呼吸などを呈する。補助換気のみで容易に呼吸状態が改善する

表IV-8　ショックの分類

- **循環血液量減少性ショック**
  小児のショックのなかでもっとも多く，血管内容量が減少し，前負荷低下によりショックに至る病態である。原因としては，下痢，嘔吐，出血，浸透圧利尿（高血糖など）などがあげられる

- **心原性ショック**
  心収縮力低下や不整脈などにより心拍出量低下をきたしたものである。心筋症，心筋炎，不整脈，先天性心疾患，弁膜症，心筋梗塞などが原因となり，心不全症状を伴う

- **心外閉塞・拘束性ショック**
  血流が物理的に妨げられることにより拍出量が低下する病態である。心タンポナーデ，肺血栓塞栓症，緊張性気胸などが原因疾患としてあげられ，その多くは原因となる機転を解除しなければショックを脱することができない

- **血液分布異常性ショック**
  血液の分布異常によりショックに至るもので，アナフィラキシー，敗血症などが原因となる。敗血症では初期には warm shock であるが，末期には cold shock となる

4）診断的検査

　　検体検査や画像検査などによって二次評価を補足することで，病態の判定をより確実にすることができる。

⑤ 切迫心停止への初期対応—迅速な初期治療

前述の系統的な初期評価（第一印象，一次評価，二次評価）に基づくことで，初期治療が遅滞なく開始できる。治療中および治療後には継続的に患者の再評価を行い，その結果に応じて治療を継続または修正する。

なお，救命処置を行う場所には酸素投与と吸引装置をただちに使用できるように準備しておく。

1. 呼吸障害に対する初期治療

呼吸障害があれば，ただちに酸素投与を開始する。投与すべき酸素濃度に応じて，鼻カニューラ，フェイスマスク，あるいはヘッドボックスなど，適切な投与方法を選択する。低換気状態に陥っている場合は，バッグ・マスク換気（自己膨張式バッグ，流量膨張式バッグ）などによる補助呼吸あるいは調節呼吸を行う。短時間であればバッグ・マスク換気のみで対処可能であるが，長時間に及ぶ場合や，高い吸気圧，呼気終末陽圧（positive end-expiratory pressure：PEEP）を要する場合は，気管挿管下の人工呼吸管理を考慮する。

1）気道確保とエアウエイ

舌根沈下が軽度の場合は，適切な高さの肩枕を入れるなど，体位を工夫する。舌根沈下が高度であったり人工呼吸を必要とする場合は，頭部後屈や下顎挙上により用手的に気道を確保する。さらに用手的な気道確保が困難な場合は，補助器具を用いる。

口咽頭エアウエイは，意識がなく，咳や咽頭反射がない場合に用いる。小児は口腔内の容積に比べて舌が大きいので，エアウエイのサイズが適切でないと舌を押し込んで気道閉塞を悪化させることがある。サイズは，前歯から下顎角までの長さを目安とする。

鼻咽頭エアウエイは，咳や咽頭反射が残っている場合にも使用可能である。頭蓋底骨折が疑われる場合に使用しないのは成人と同様である。鼻咽頭エアウエイが手元にない場合は，年齢相当の太さの気管チューブで代用する。挿入長は外鼻孔から外耳孔までの距離を目安とする。挿入後は，頭部側面 X 線写真で先端位置を確認するとともに，気管に挿入されていないことも確認しておく。

2) 酸素投与法の選択

通常のフェイスマスクでは，高濃度酸素を投与することはできない。高濃度酸素を投与するためには，リザーバが付いたフェイスマスクを患者の顔に密着させて，十分な酸素流量（通常 10 l/分以上）を投与する。

鼻カニューラで酸素を投与する際は，酸素流量が多い，あるいは長時間に及ぶと鼻粘膜の乾燥や鼻出血などが生じる可能性がある。患者の体格や装着の仕方によって吸入する酸素濃度が異なるので注意する。

3) バッグ・マスク換気

バッグ・マスク換気で用いるバッグには 2 種類（図IV-4）があるので，それぞれの特徴をふまえて使用する。とくに小児医療従事者は，自己膨張式バッグのみならず，流量膨張式バッグを用いた換気法に習熟する。

(1) 自己膨張式バッグ（バッグ・バルブ・マスク）

扱いやすく，酸素源がなくても使用できることが最大の利点である。リザーバと酸素を使用しても吸入酸素濃度が 100％にならないことが多い。自発呼吸のタイミングに合わせた補助呼吸は必ずしも容易ではないので，小児への使用には限界がある。

(2) 流量膨張式バッグ

自己膨張式バッグと比べて，取り扱いにはある程度の経験が必要で，酸素源がないと使用できない。100％酸素の投与が可能で，自発呼吸数が多い小児に対してもタイミングを合わせた補助呼吸が行える。PEEP をかけた補助呼吸も可能で，肺のコンプライアンスが推測できるため，とくに重症の小児で有用である。

2. 循環障害に対する初期治療

ショックの原因にかかわらず，初期治療では等張性晶質液を急速投与する（投与方法については後述）。ショック状態においては組織の酸素需要が酸素供給を上回っているので，酸素投与も行う。

1) 輸液路の確保

輸液や薬物投与に際しては静脈路確保が必要であるが，小児では末梢静脈が細く，血管確保に難渋することが多い。緊急時には末梢静脈路確保に時間を費やすべきではなく，すみやかに骨髄路確保に

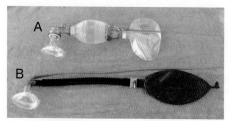

図IV-4　自己膨張式バッグ（A）と流量膨張式バッグ（B）

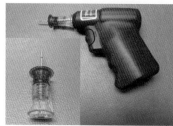
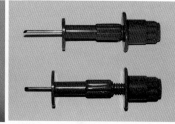

図IV-5　骨髄針

骨髄内投与手技に年齢制限はなく，成人においても適用可能な方法である。写真右の製品では，挿入長の微調整が可能である

変更する。静脈内投与が可能な輸液や薬物であれば，骨髄内投与で同等の効果を得ることができる。投与量は静脈内投与と同一でよい。効果発現の早さも静脈内投与に比べて遜色がない。専用の骨髄針（**図IV-5**）を用いるが，小児では太い注射針・翼状針で代用可能である。骨髄針の刺入部位は脛骨前面近位端が第一選択であるが，成長板を損傷しないよう注意する。年長児では上前腸骨棘も時に選択される。

　骨髄針による合併症には，骨折，コンパートメント症候群，骨髄炎がある。投与した輸液や薬物が漏出するため，骨折した骨への刺入，同じ骨への再刺入は行わない。

2）輸液製剤の選択と投与量

　ショックにおける初期輸液として，膠質液よりも等張性晶質液が推奨される。等張性晶質液の種類として具体的に推奨されるものはなく，生理食塩液などの細胞外液補充液を使用する。低張液は使用

IV　心停止の予防と迅速な初期対応

しない。10〜20 ml/kg を急速投与する。投与後は再評価を行い，必要に応じて等張性晶質液の追加投与を繰り返す。

3) ショックへの対応原則

適切な治療が行われなければ組織の低酸素症，嫌気性代謝，乳酸や二酸化炭素の蓄積が進行し，回復不能な臓器障害を引き起こす。治療開始が早いほど良好な転帰が得られる可能性が高い。迅速かつ系統的な評価によって重症度分類と病態分類を行い，治療方針を判断し，初期治療を実行する（ショックの病態別の対応は，VI章 p.131 を参照）。

❻ 救急医療体制—院内心停止の予防

欧米諸国では，バイタルサインの急変に迅速に対応することで院内心停止を予防することを目的とした院内迅速対応システム（rapid response system：RRS）およびその対応チーム（MET/CCRT や rapid response team：RRT）や，小児早期警告スコア（pediatric early warning score：PEWS）と呼ばれる診療体制の導入が試みられている。小児領域においても，MET/CCRT や RRT を導入することで院内死亡率，心停止・呼吸停止の発生頻度，ICU 外での死亡率を減少させる可能性がある。わが国においても ICU の整備と小児 MET/RRT の設置が望まれる。JRC 蘇生ガイドライン 2020 では，小児の治療にあたる病院での小児 MET/RRT システムの活用が提案されている。

小児の一次救命処置

小児の一次救命処置

1 小児に対する心肺蘇生

市民救助者が小児に対して心肺蘇生（CPR）を行う場合は，成人と共通の，市民用BLSアルゴリズムに従う。

一方，病院内・救急車内など医療環境の整ったなかで日常業務として医療従事者や救急隊員などが救命処置を行う場合は，小児の二次救命処置（pediatric advanced life support：PALS）の端緒としてBLSが開始される。このような状況では，市民を対象として作成された市民用BLSアルゴリズムではなく，救助者の熟練度，資格，準備された資器材などが異なっていることを考慮して最適化された，成人と共通の医療用BLSアルゴリズムを使用し，小児・乳児の特性を加味する。

図V-1に，医療用BLSアルゴリズムを示す。

1 安全を確認する

救助者および患者の安全を守るために，まず周囲の安全を確保し，BLSを行うことができる状況か否かを確認する。救助者の安全が確保されていない場合は患者には接触せず，応援を待つ。小児に対する人工呼吸の際にも，医療従事者が業務としてCPRを行う場合は，標準予防策の一環として個人防護具（personal protective equipment：PPE）を用い，必要に応じて感染経路別予防策を講じるべきである。感染防護については，『改訂6版 救急蘇生法の指針2020 医療従事者用』「成人の一次救命処置」（p.18）を参照のこと。

2 反応を確認する

周囲の安全確認後，患者の肩をやさしく叩きながら大声で呼びか

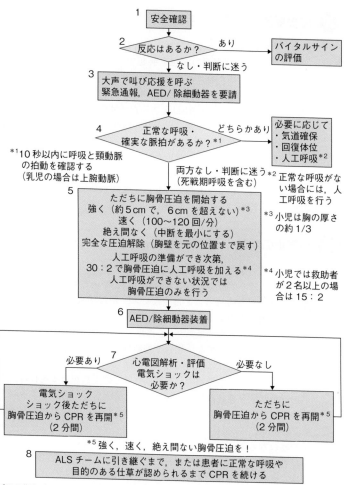

1 安全確認

2 反応はあるか？ → あり → バイタルサイン の評価

なし・判断に迷う

3 大声で叫び応援を呼ぶ 緊急通報，AED/除細動器を要請

4 正常な呼吸・確実な脈拍があるか？*1 → どちらかあり → 必要に応じて ・気道確保 ・回復体位 ・人工呼吸*2

*1 10秒以内に呼吸と頸動脈 の拍動を確認する （乳児の場合は上腕動脈）

両方なし・判断に迷う （死戦期呼吸を含む）

*2 正常な呼吸がない 場合には，人 工呼吸を行う

5 ただちに胸骨圧迫を開始する 強く（約5cmで，6cmを超えない）*3 速く（100～120回/分） 絶え間なく（中断を最小にする） 完全な圧迫解除（胸壁を元の位置まで戻す） 人工呼吸の準備ができ次第， 30：2で胸骨圧迫に人工呼吸を加える*4 人工呼吸ができない状況では 胸骨圧迫のみを行う

*3 小児は胸の厚さ の約1/3

*4 小児では救助者 が2名以上の場 合は15：2

6 AED/除細動器装着

7 心電図解析・評価 電気ショックは 必要か？

必要あり → 電気ショック ショック後ただちに 胸骨圧迫からCPRを再開*5 （2分間）

必要なし → ただちに 胸骨圧迫からCPRを再開*5 （2分間）

*5 強く，速く，絶え間ない胸骨圧迫を！

8 ALSチームに引き継ぐまで，または患者に正常な呼吸や 目的のある仕草が認められるまでCPRを続ける

〔JRC蘇生ガイドライン2020より引用，転載時は左記からの引用として許諾を得てください〕

図V-1　医療用BLSアルゴリズム

ける。何らかの応答や目的のある仕草が認められなければ「反応な
し」と判断する。乳児においては，足底刺激に対して顔をしかめた
り泣いたりするかによって反応を評価してもよい。

V 小児の一次救命処置

③ 応援要請と資器材の手配

　反応がない場合，あるいは反応の有無の判断に迷う場合には，その場で大声で叫び周囲の注意を喚起する。ベッドサイドにナースコールなどの設備があれば発信し，応援を要請する。発見者自身は現場を離れず，ただちにCPRの手順を開始する。誰かが来た時点で，その人に応援要請とAEDを含めた必要資器材の手配を依頼し，自らはCPRを継続する。必要資器材とは蘇生に必要な医薬品や気道管理器具などを搭載した救急カート，マニュアル除細動器やAEDなどである。誰も来なかった場合は，応援要請と資器材の手配を発見者自身が行わなければならない。緊急連絡のための手段がその場にない場合は，いったん患者のもとを離れてでも応援要請と必要資器材手配を行い，その後にCPRを再開する。

④ 心停止の判断

　胸と腹部の動きを観察して呼吸がない，あるいは死戦期呼吸など正常でない呼吸が認められる場合には，心停止と判断する〔小児で死戦期呼吸がみられることは少ないが，窮迫呼吸（浅く速い呼吸）や呻吟呼吸（うめくような呼吸）をみることは多い。これらは死戦期呼吸とは異なるものであり，心停止と判断されるべきでない〕。呼吸の判断に自信がもてない場合や判断に迷う場合にも心停止とみなす。心停止の判断には10秒以上かけないようにする。

　反応はないが，自発呼吸（死戦期呼吸を除く）がある場合は，患者の呼吸状態を継続観察しつつ，応援と必要資器材が到着するのを待つ。自発呼吸が認められなくなった場合には，呼吸と脈拍を確認し，必要に応じてCPRを開始する。応援を求めるためやむを得ず現場を離れるときには，患者を回復体位としてもよい。

　呼吸を観察しつつ，同時に脈拍を確認する。脈拍の確認にあたっては，乳児では上腕動脈もしくは大腿動脈を（**図Ⅴ-2**），小児では頸動脈の拍動を確認する。しかし，脈拍の確認のためにCPRの開始を遅らせてはならない。呼吸を観察している間に脈拍を確信できなかった場合には，呼吸の観察のみに基づいてCPRを開始する。脈拍が確信できても，脈拍数60/分未満で，かつ循環が悪い（皮膚の蒼白，チアノーゼなど）場合にはCPRが必要と判断する。

　呼吸がなく十分な速さの脈拍が確実に触知できた場合には胸骨圧

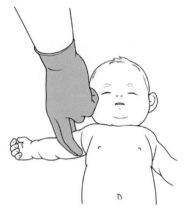

図V-2 乳児の脈拍触知

脈拍の確認は上腕動脈もしくは大腿動脈を触知する。上腕動脈の
場合，上腕内側中央部に置いた2本の指で触れる

迫は行わず，人工呼吸のみを1分間に12〜20回行う。少なくとも2
分おきに，確実で十分な速さの脈拍が維持できていることを確認す
る。呼吸数が10/分未満の徐呼吸の場合も，呼吸停止と同様に人工
呼吸を考慮する。

参考 脈拍数60/分未満の徐脈 ....

　小児の正常脈拍は成人よりも速く，脈拍数60/分未満は心停止が切
迫した状態である。小児において，脈拍数60/分未満から心停止に至
るまでは，その予備力の乏しさからきわめて短時間である。したがっ
て，まず気道確保と人工呼吸を行い，それでも脈拍数60/分未満で循
環不全を認めれば胸骨圧迫を開始する。この小児の胸骨圧迫開始基準
は，成人よりも早い段階で設定されている。脈拍が触れなくなるのを
待って，胸骨圧迫開始が遅れることがあってはならない。しかし，小
児における脈拍数60/分未満の徐脈は，胸骨圧迫開始基準になり得て
も，心停止と同一の状態ではない。ALSにおいては，「徐脈・頻拍へ
の緊急対応」（VI章 p.126）を参照のこと。

V

小児の一次救命処置

　　小児の正常呼吸数は成人よりも多く，呼吸数 10/分未満は呼吸停止
が切迫した状況であるため，その時点で人工呼吸を開始する。呼吸が
停止するのを待って，人工呼吸開始が遅れることがあってはならな
い。一方，この呼吸数 10/分未満のみをもって呼吸停止と判断しては
ならない。すなわち，この状態をもって心停止と判断するのは考え方
として誤りである。この基準を胸骨圧迫の開始基準としては用いない。

❺ 心肺蘇生（CPR）

　　CPR は胸骨圧迫から開始することが原則であるが，小児の心停止
は呼吸原性が多いため，人工呼吸を早期に実施することが望まし
い。したがって，病棟などで小児の呼吸停止あるいは心停止の可能
性が察知された場合にすみやかに酸素投与と感染防護具を用いた人
工呼吸が開始できるよう，準備を整えておくべきである。感染防護
具がただちに使用できない場合は，胸骨圧迫のみを継続することは
やむを得ない。

1. 胸骨圧迫

　　心停止と判断した場合は，ただちに胸骨圧迫を開始する。胸骨圧
迫は，胸壁が胸の厚みの約 1/3 沈む深さまで強く行い，テンポは
100〜120 回/分とする。圧迫の深さとテンポは不十分になりやすい
ので注意する（TOPICS 1 参照）。毎回の胸骨圧迫の後は，圧迫を完
全に解除して，胸壁がもとの高さにまで戻るようにする。ただしこ
のことを意識するあまり，圧迫と圧迫の間に手が胸から離れると，
圧迫が浅くなったり，位置がずれることがあるので注意する。圧迫
している時間と圧迫を解除している時間はほぼ 1：1 になるのが理
想である。圧迫と解除の時間を正確に計る必要はないが，瞬間的な
圧迫にならないようにする。

1）小児の胸骨圧迫

　　胸骨の下半分を圧迫する。剣状突起や肋骨，腹部を圧迫しないよ
う留意する。十分な圧迫の深さが得られるように両手で胸を圧迫す
るが，圧迫が十分に行えるのであれば片手で圧迫してもよい（図 V–
3）。

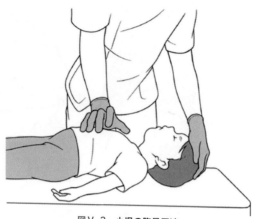

図Ⅴ-3 小児の胸骨圧迫
体格が大きければ，成人同様に両手で胸骨圧迫を行う

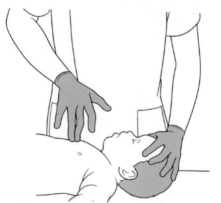

図Ⅴ-4 乳児の胸骨圧迫（二本指圧迫法）

2）乳児の胸骨圧迫

　胸骨の下半分を圧迫する。乳児における「胸骨の下半分」は，両乳頭を結ぶ線より少し足側（尾側）を目安とし，剣状突起や肋骨，腹部を圧迫しないよう留意する。救助者が一人の場合は二本指圧迫法で行う（**図Ⅴ-4**）。二人の場合は胸郭包み込み両母指圧迫法とし，

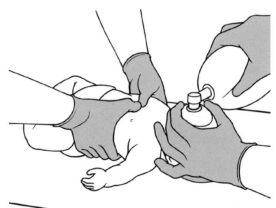

図Ⅴ-5　乳児の胸骨圧迫（胸郭包み込み両母指圧迫法）

圧迫する両母指以外の8本の指と両手掌で胸郭を包み込みつつ，両母指で強く胸骨を圧迫する（**図Ⅴ-5**）。その際，胸郭を絞り込むような動作を加え，両方向からの圧を加えてもよい。胸郭包み込み両母指圧迫法は二本指圧迫法に比べ，より適切な胸骨圧迫の深さが安定して得られ，より高い冠灌流圧が得られる。

TOPICS 1

小児に対する胸骨圧迫の最適な深さ

ILCORのCoSTR2020が推奨する胸骨圧迫の深さは胸郭前後径の少なくとも1/3であり、これは乳児で4 cm、小児で5 cmに相当する。しかし、わが国の小児の体格ではこれは深すぎ、「1/3程度の胸骨圧迫」との表現が適切であるとされ[1]、JRC蘇生ガイドライン2020ではJRC蘇生ガイドライン2015の推奨を踏襲して、小児に対する胸骨圧迫の深さは「胸の厚さの約1/3」とした。韓国からの報告も同様の結果であった[2]。

このことを実際の患者で検証するのは容易でないが、ガイドライン推奨の胸骨圧迫が深すぎる可能性を支持する症例報告がある[3]。観血的動脈圧モニターの測定値を指標に胸骨圧迫し、神経学的転帰良好であった6歳の患者について、実際の胸骨圧迫の深さを振り返ってみると、ガイドラインの推奨値より浅かった。実際の小児心停止症例の国際的な登録事業が進行中であり[4]、CPRの質のデータも含まれているので、新しい知見が得られるものと期待している。

1) 黒澤茶茶，清水直樹，宮嵜治，他：日集中治療医会誌 16：27-31，2009.
2) Kim YH, Lee JH, Cho KW, et al：Pediatr Crit Care Med 19：e1-e6, 2018.
3) Miyashita N, Kurosawa H, Aoki K：Pediatr Int 63：1524-1526, 2021.
4) Pediatric Resuscitation Quality Collaborative：https://www.pedires-q.org

V

小児の一次救命処置

2. 気道確保と人工呼吸

頸椎損傷の疑いがないと判断すれば、頭部後屈あご先挙上法で気道を確保する。小児、とくに乳児では頭部が相対的に大きいため、肩の下にタオルなどを置くと気道を確保しやすいが、頸部の過伸展が逆に気道閉塞を招くこともあるので注意する（**図V-6**）。頸椎損傷が疑われる状況（頭頸部に外傷があるなど）では下顎挙上法を用いるが、下顎挙上法で気道確保が困難な場合はさらに頭部後屈を加える。

バッグ・バルブ・マスク（BVM）などの人工呼吸用デバイスが届いて人工呼吸の準備が整いしだい、頭部後屈あご先挙上法（または下顎挙上法）で気道を確保し、人工呼吸を2回行う。

送気する量（1回換気量）の目安は、胸が上がることが確認できる程度とする。胸が上がることが確認できれば、それ以上の送気を行うべきではない。年齢相当の大きさのマスクを用意する。片手で

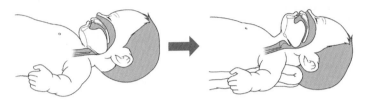

図 V-6　小児の気道確保

　小児・乳児は舌が大きく頸部が短いという解剖学的特性をもつため気道が閉塞しやすい。仰臥位に寝かせると，大きい後頭部によって頭部が前屈され，さらに上気道が狭くなる（左図）。肩枕を用いると気道を確保しやすい（右図）

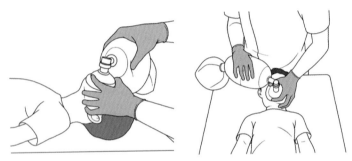

図 V-7　小児のバッグ・バルブ・マスクによる人工呼吸（片手保持）

　マスクを患者の顔面に密着させる（**図 V-7**）。母指と示指でマスクを保持して患者の口と鼻を覆うが，過度に強く押しつけたりせず，ソフトに密着させる。それ以外の3本の指で下顎を引きつけるが，この際に指で頸部を圧迫してしまうと気道閉塞の原因になるので注意する。ほかに救助者がいる場合には，一人の救助者がマスクの保持と気道確保に専念する。両手でマスクを保持すれば，顔面との密着をより確実にすることができ，より確実な換気が可能となる（**図 V-8**）。

　日常業務として蘇生を行う場所では BVM を準備しておき，蘇生にかかわる者は BVM による人工呼吸に習熟しておくべきである。また，マスクタイプの感染防護具には小児用の製品もあり，成人と同様に用いられる。

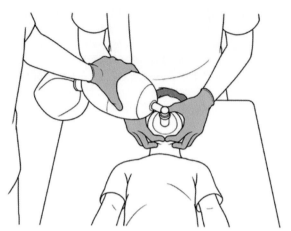

図V-8　小児のバッグ・バルブ・マスクによる人工呼吸（両手保持）

3. 胸骨圧迫と人工呼吸の組み合わせ

　　胸骨圧迫と人工呼吸の回数比は，全年齢層共通で30：2とする。すなわち，胸骨圧迫30回が終わったら，10秒以内に人工呼吸を2回行い，以後，胸骨圧迫30回と人工呼吸2回のサイクルを繰り返す。ただし，医療従事者二人以上で小児の蘇生を行う場合には15：2とする。

　　胸骨圧迫を繰り返すにつれて，救助者の疲労により圧迫の深さやテンポが不十分になる傾向がある。しかも，圧迫をしている救助者自身はしばしば疲れていることを自覚していない。二人で行う胸骨圧迫15回と人工呼吸2回の組み合わせが10サイクル程度行われる（あるいは約2分）ごとに，胸骨圧迫の役割を交代するのがよい。気管挿管後などの非同期CPRで胸骨圧迫を連続して行う場合には，より短時間での交代を考慮する。交代による中断は5秒以内にとどめるよう，すみやかに交代する。三人目の救助者がいる場合には，胸骨圧迫を中断せずに交代することが容易である。

❻ AED/除細動器到着後のCPR

　　AEDまたはマニュアル除細動器が到着した場合は，CPRを続け

ながら，これらの使用準備を行う。AEDの電極パッドや心電図の電極を貼付する間も，可能な限りCPRは中断しない。心電図の自動解析，または目視による評価の準備が整ってから胸骨圧迫を中断する。このようにして胸骨圧迫の中断から電気ショックが行われるまでの時間を最小にすることが重要である。心電図の確認はCPR約2分ごと（15：2として約10サイクル）に行うのが原則である。

マニュアル除細動器についての詳細は「電気的治療」（VI章 p.117）を参照のこと。

7 CPRの継続と終了

CPRは，蘇生専門の医療チームなど小児のALSを行うことができる救助者に引き継ぐ，あるいは患者に十分な循環が回復するまで続ける。

患者が目を開ける，身体を動かす（痛み刺激に対する逃避反応などを含む）など，刺激に対応して目的のある仕草がみられた場合，あるいは自発呼吸が再開した場合には，いったんCPRを中断し，呼吸と循環を評価する。

2 小児に対するAED

AEDの使用手順は成人と同様であるが，エネルギー減衰機能（AED本体から放電されるエネルギー量が1/3～1/4程度に減衰される仕組み）付きの未就学児用パッド（従来の小児用パッド，図V-9）や未就学児用モード（従来の小児用モード）の使用手順についての理解が必要である。1歳未満の乳児を含めた未就学児にAEDを使用する場合は，未就学児用パッド（モード）を用いる。未就学児用パッド（モード）がない場合は，小学生～大人用パッド（従来の成人用パッド）を用いる。

1 未就学児用パッドと未就学児用モード

小児に対するAEDは，小学校現場での混乱が回避できるよう，使用年齢の区切りを未就学児（おおよそ6歳）としており，パッド・モードの名称がそれに合わせて変更された。「未就学児用パッド・

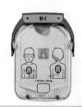

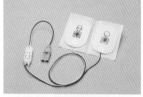

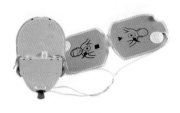

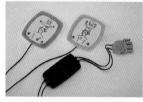

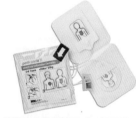

エネルギー減衰機能付き　　　　機器が未就学児用パッドを認識し，
エネルギー量を調整

図V-9　未就学児用パッド

モード」はこれまで「小児用パッド・モード」の名称で販売されており，令和4（2022）年時点では古い表記のままで設置されているものも多い。同様に「小学生～大人用パッド」は「成人用パッド」の表記で設置されているものも多い。

未就学児用パッドの貼付位置については一定のものが推奨されているわけではなく，イラストどおりに貼付するのが原則である。小学生～大人用パッドを小児に用いる場合には，パッド同士が触れ合わないように，必要に応じて胸部前面と背面などに貼付する。

❷ 使用手順

電源を入れた後は，AEDの音声メッセージに従って操作する。胸骨圧迫の中断時間が最小になるよう，できるだけCPRを継続しなが

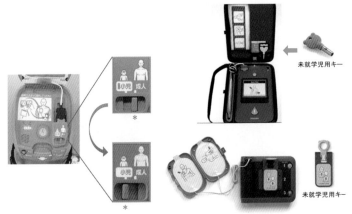

スイッチで切り替えるタイプ　　　キー差し込みで切り替えるタイプ

図Ⅴ-10　未就学児用モードへの切り替えの例

ら電極パッドを貼付する。

　小学生〜大人用パッドがあらかじめ接続されているタイプの
AEDでは，電極パッドを患者の胸に貼るように指示する音声メッ
セージがあっても，小学生〜大人用パッドをコネクタ部位でいった
ん外し，未就学児用パッドに交換する必要がある。また，未就学児
用モードがあるタイプのAEDでは，使用準備中に未就学児用モー
ドへの切り替えを行う。スライドスイッチで切り替えるタイプと，
キー差し込みで切り替えるタイプがある（図Ⅴ-10）。

　電気ショックの実施後は，脈拍の確認や音声メッセージを待つこ
となくただちに胸骨圧迫からCPRを再開する。電気ショックの適応
がなかった場合も同様に，ただちに胸骨圧迫からCPRを再開する。

　なお，電気ショックが必要な場合に，ショックボタンを押さなく
ても自動的に電気が流れる機種（オートショックAED）が令和3
(2021)年7月に認可された。この機種では，患者から離れるように
音声メッセージが流れ，カウントダウンまたはブザーの後に自動的
に電気ショックが行われる。

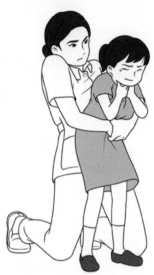

図Ⅴ-11　小児の腹部突き上げ法

3 小児の気道異物除去

　気道異物による窒息が疑われる小児を発見した場合には，ただちに大声で叫んで応援を呼びながら，下記の方法を試みる。

1 反応がある場合

　咳をしている場合は，自発的な強い咳き込みで閉塞が解除できることが期待できるので，救助者は咳を促しつつ注意深く見守る。しかし，咳が長く続くようであれば院内緊急コールで応援を要請する。状態が悪化して咳ができなくなるようであれば，すぐに異物除去が必要となる。

　小児に対しては成人と同様に，背部叩打法，腹部突き上げ法を用いる。まず背部叩打法を行い，効果が得られなければ腹部突き上げ法（**図Ⅴ-11**）を行って異物除去を試みる。その回数は問わない。意思疎通ができる小児の場合は，「これから助ける（喉に詰まった物

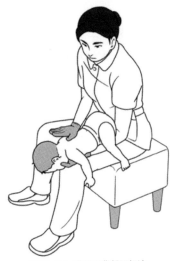

図V-12 乳児の背部叩打法

を取る）ための処置をする」ことを伝えてから処置を行う。これら
の一連の手技は，異物が取れて閉塞が解除されるか，反応がなくな
るまで継続する。

　乳児に対しては，背部叩打と胸部突き上げを交互に数回行う。背
部叩打法（**図V-12**）では，片方の手で乳児のあごをしっかり持ち，
その腕に胸と腹を乗せて頭側を下げるようにしてうつ伏せにし，も
う一方の手掌の基部で背中の中央部を数回連続して強く叩く。胸部
突き上げ法（**図V-13**）では，片方の腕に乳児の背中を乗せ，手の
ひら全体で後頭部をしっかり持って頭側が下がるように仰向けに
し，もう一方の手の指2本で胸骨圧迫と同じ部位を数回連続して強
く圧迫する。胸部突き上げ法は，腹部突き上げ法より高い気道内圧
が得られるとの報告もある（成人例）。

　乳児に対する腹部突き上げ法は腹部臓器損傷の危険性が高いた
め，行わない。

❷ 反応がなくなった場合

　反応がなくなった場合はただちにCPRを開始するが，まだ応援や

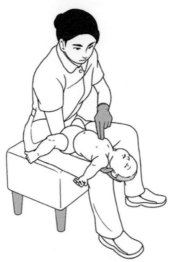

図Ⅴ-13　乳児の胸部突き上げ法

必要資器材（とくに喉頭鏡，マギール鉗子や除細動器）が到着して
いなければ，至急それらを要請する。この際，呼吸と脈拍の確認は
必要ない。また，気道確保をするたびに口の中を覗き込み，視認で
きる固形物は指でかき出してもよい。異物が見えない状態で指を入
れてはならない。この操作により異物をさらに押し込む可能性があ
るからである。救助者が一人で誰も来なかった場合は，応援要請と
必要資器材の手配は発見者自身が行わなければならない。緊急連絡
のための手段がその場にない場合は，いったん患者のもとを離れて
でも応援要請と必要資器材の手配を行い，その後に CPR を再開す
る。また，可及的すみやかに喉頭鏡を用いて，直視下にマギール鉗
子などで異物の除去を試みる。

小児の二次救命処置

小児の二次救命処置

1 心停止アルゴリズム

日常的に蘇生を行う者が心停止時に行う処置の手順を一つの流れにまとめたものが，二次救命処置（ALS）の心停止アルゴリズムである（図VI-1）。小児でもアルゴリズムは成人と同一であるが，電気ショックのエネルギー量や血管収縮薬の投与量，ならびに抗不整脈薬の選択などに相違がある。小児の心停止では，呼吸不全やショックが先行する無脈性電気活動（PEA）/心静止が多い。したがって，効果的な CPR の実施と，心停止に至った原因の検索と是正がより重要になる。小児の心停止において，心室細動（VF）/無脈性心室頻拍（無脈性 VT）は院外心停止の 8〜19% にみられ，院内心停止では 10〜27% に認めるとされる。それらに対しては迅速な電気的除細動の実施が原則であることに変わりない。

1 心肺蘇生と電気ショック

心停止と判断すれば，資器材が到着するまで，医療用 BLS アルゴリズム（V章 p.89 参照）に沿って救命処置を実施する。除細動器が到着するまでは，脈拍をチェックすることなく CPR を続ける。

1. 除細動器または心電図モニター装着
1）リズムチェック

リズムチェックとは，心電図の波形確認あるいは解析を行うことである。リズムチェックの結果，心室の活動を示すような QRS が認められた場合には，頸動脈または大腿動脈（乳児では上腕動脈）の触知による脈拍の確認が必要である。VF や心静止が明らかな場合は，脈拍の確認は不要である。AED では心電図が自動解析されるが，マニュアル除細動器では蘇生を行う者が心電図を確認して判断

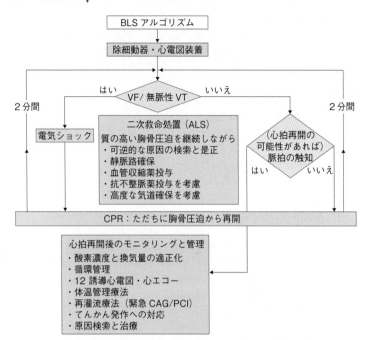

〔JRC 蘇生ガイドライン 2020 より引用，転載時は左記からの引用として許諾を得てください〕

図Ⅵ-1　心停止アルゴリズム

BLS：一次救命処置，VF：心室細動，VT：心室頻拍，CPR：心肺蘇生，CAG：冠動脈造影，
PCI：経皮的冠動脈インターベンション

する必要がある。VF と無脈性 VT は電気ショックの適応であり，
PEA および心静止は電気ショックの適応ではない。

2）電気ショック

　マニュアル除細動器による電気ショックのエネルギー量は 4J/kg
とする。電気ショック後，ただちに胸骨圧迫から CPR を再開し，2
分後に再びリズムチェックを行う。VF/無脈性 VT が持続していれ
ば再び電気ショックを行う。2 回目以降の電気ショックもエネル
ギー量は 4J/kg とする。AED を使用する場合は，必要に応じて未
就学児用パッド（モード）を用いる。乳児には可能な限りマニュア
ル除細動器を使用する。

2. CPR の再開

　CPR は胸骨圧迫から再開する。以降，質の高い CPR と 2 分ごとのリズムチェックを継続しながら，ALS を実施する。

② 二次救命処置（ALS）

1. 可逆的な原因の検索と是正

　心停止に至った原因の検索をすることが重要なのは成人同様である。混乱する蘇生現場で心停止の原因がより早期に把握できるよう，英語の頭文字をとって「4 つの H と 4 つの T（4H4T）」としてリストアップされている。

　「4 つの H」とは，hypoxia（低酸素症），hypovolemia（循環血液量の減少），hypo/hyperkalemia/metabolic（低カリウム血症，高カリウム血症，代謝性アシドーシス），hypothermia（低体温）である。

　「4 つの T」とは，tension pneumothorax（緊張性気胸），tamponade（cardiac：心タンポナーデ），toxins（急性中毒），thrombosis（coronary：急性冠症候群，pulmonary：肺血栓塞栓症）である。

　さらに小児では，ほかに hypoglycemia（低血糖）や trauma（外傷）なども原因として考慮すべきである。

2. 静脈路/骨髄路確保

　CPR を継続しながら，薬物投与経路としてすみやかに末梢静脈路または骨髄路を確保する。

3. 薬物投与

　心停止に対する薬物投与は，リズムチェックの後，可及的すみやかに実施する。次に投与する薬物を予測して，2 分間の CPR の間に投与の準備をしておくことが望ましい。ただし，VF/無脈性 VT に対する薬物は，少なくとも 1 回の電気ショック後にも VF/無脈性 VT が持続している場合に投与する。薬物を投与するタイミングは電気ショックの直前または直後のどちらでもよいが，投与のために電気ショックが遅れたり，胸骨圧迫の中断が長引いてはならない。

1）血管収縮薬

　アドレナリン投与量は，0.01 mg/kg（最大 1 mg）である。ショック非適応リズムの心停止においては，できるだけすみやかに投与し

て（TOPICS 2 参照），3〜5 分ごとに同量を追加投与する。高用量
アドレナリン（0.1 mg/kg）は推奨されないが，すでにアドレナリン
微量持続投与中に発生した心停止や，β遮断薬過量投与による心停
止などの特殊な状況においては，高用量アドレナリン投与を考慮し
てもよい。

バソプレシンのルーチンの使用はしない。

2）抗不整脈薬

電気ショックとアドレナリンなどの血管収縮薬に反応しない場
合，あるいは VF/無脈性 VT が再発を繰り返す場合には，抗不整脈
薬の投与を考慮する。わが国ではアミオダロン，リドカインが使用
されることが多い（VI章 p.116 参照）。

3）その他の薬物

心停止に対するアトロピン，炭酸水素ナトリウムおよびカルシウ
ムのルーチン投与は行わない。

4．高度な気道確保

気管挿管を実施する際には，胸骨圧迫の中断が 10 秒を超えないよ
うに配慮する。気管挿管後は非同期で CPR を行うが，過換気を避け
るために 10 回/分の換気回数とする（TOPICS 3 参照）。気管挿管後
は位置確認のために，呼気 CO_2 モニターを用いて呼気 CO_2 を確認す
る。呼気 CO_2 モニターがなければ，比色式 CO_2 検知器を用いる。

気管挿管はリスクの高い処置であり，気管挿管を行う者には教育
と普段からのトレーニングが欠かせない。しかし，バッグ・マスク
換気が有効に実施されていれば，気管挿管を急ぐ必要はない。なお，
声門上気道デバイスの使用について十分な訓練がされていれば，こ
れを気管挿管の代替法として考慮してよい（TOPICS 4 参照）。

VI 小児の二次救命処置

小児に対するアドレナリン初回投与のタイミング

　小児の電気ショック不要の心停止例において，早期のアドレナリン投与と良好な神経学的転帰の関連が複数の観察研究で示され，JRC 蘇生ガイドライン 2020 においては，院内でも院外でもできるだけ早くアドレナリンを投与することが推奨された。

　院内心停止に対するアドレナリン初回投与に関する推奨は，1 件の観察研究が根拠となった[1]。この研究によれば，小児院内心停止から初回アドレナリン投与までの時間が 15 分以上であった場合と 15 分未満であった場合を比較したところ，神経学的転帰に差がなかった。しかし，これを 10 分以上と 10 分未満で比較したところ，10 分未満のほうが神経学的転帰良好であった。同様に，5 分以上より 5 分未満，3 分以上より 3 分未満のほうが良好であった。この結果から，「できるだけ早く」アドレナリンを投与することが提案されるに至った。

　院外心停止に対するアドレナリン初回投与に関しては，4 つの観察研究が根拠となった。小児院外心停止から初回アドレナリン投与までの時間が 15 分以上であった場合と 15 分未満であった場合を比較したところ，院内心停止と同じく，神経学的転帰には差がなかった。10 分，5 分，3 分で区切った場合の神経学的転帰は十分なデータがなかった。ただし，生存退院について比較すると，15 分以上より 15 分未満，10 分以上より 10 分未満，5 分以上より 5 分未満，3 分以上より 3 分未満のほうが良好であった。このことから院外心停止の場合にも，「できるだけ早く」アドレナリンを投与することが提案された。

　しかし，わが国の病院前救護体制において，救急救命士は低年齢の小児院外心停止例に対してアドレナリンを投与することができないため，アドレナリンの早期投与には限界がある。わが国の小児院外心停止において，できるだけ早くアドレナリンを投与することが良好な神経学的転帰や生存退院に関連するかどうかを示す研究が望まれる。

　なお，JRC 蘇生ガイドライン 2020 発行後に，小児院内心停止におけるアドレナリン投与間隔に関する，1 施設の観察研究が報告された[2]。この研究では，心停止後最初の 10 分間のアドレナリン投与間隔が 2 分以下であった症例のほうが転帰良好であることが示されており，今後のさらなる研究が待たれる。

1) Andersen LW, Berg KM, Saindon BZ, et al：JAMA 314：802-810, 2015.
2) Kienzle MF, Morgan RW, Faerber JA, et al：Am J Respir Crit Care Med 204：977-985, 2021.

TOPICS 3

高度な気道確保がなされた心停止小児の蘇生時の換気回数

過換気の有害作用（収縮期血圧が低下）を避けつつ CPR 中の換気血流比が適切に保たれるような換気を行うには、年齢相応の分時換気量より少なめとすることが理にかなっている。心停止中の換気回数を従来の推奨より増加させることで転帰が改善する可能性が、小規模な観察研究で示唆された。この研究はガイドライン改訂にあたって決定的なものとは言いがたく、その解釈の相違により、JRC と AHA[1) と ERC[2) とで推奨内容が異なっている（表）。JRC 蘇生ガイドライン 2020 では、蘇生中の人工呼吸の重要性を認識しつつも、新たなエビデンスが得られるまでは、呼吸原性、心原性などの心停止の原因を問わず、蘇生中の過換気は避けるべきとしてきた従来の推奨を踏襲している。

表　心停止中の換気回数に関する推奨の比較

JRC	心停止原因に関係なく、過換気を避ける。8〜10 回/分のまま変更なし
AHA	年齢や臨床状況を考慮して、2〜3 秒に 1 呼吸（20〜30 回/分）の範囲を目標とする
ERC	年齢相応の正常下限近く 1 歳未満：25 回/分、1 歳以上：20 回/分、8 歳以上；15 回/分、12 歳以上：10 回/分

1) Topjian AA, Raymond TT, Atkins D, et al：Circulation 142（16_suppl_2）：S469-S523, 2020.
2) Van de Voorde P, Turner NM, Djakow J, et al：Resuscitation 161：327-387, 2021.

VI

小児の二次救命処置

小児に対するバッグ・マスク換気と高度な気道確保

　JRC 蘇生ガイドライン 2020 では，15 歳未満の小児の院外心停止に対して，気管挿管や声門上気道デバイスよりもバッグ・マスク換気を実施することが提案された。ガイドライン策定時に得られたエビデンスを総合すると，気管挿管はバッグ・マスク換気と比較して，神経学的に良好な転帰や生存退院の可能性を低下させることが示唆されたためである。声門上気道デバイスに関しては，近年バッグ・マスク換気と比較したデータがなく，今後の研究が望まれる。

　効果的なバッグ・マスク換気，気管挿管，声門上気道デバイス挿入はいずれも難易度の高い技術である。JRC 蘇生ガイドライン 2020 でも指摘されているように，わが国では小児に対するこれらの訓練が広く普及しているとはいえず，実施の機会も限定的である。バッグ・マスク換気の質を検証することと，気管挿管や声門上気道デバイスの教育と普及について検討することが必要である。

　一方，15 歳未満の小児の院内心停止における高度な気道確保器具を挿入する最良のタイミングについては，十分なエビデンスがない。もっとも重要なことは，個々の症例において常に質の高いバッグ・マスク換気を実施することである。気管挿管では準備に人手がとられるため，この時点で CPR の質が低下する可能性がある。気管挿管の手技中にも，一時的に胸骨圧迫を中断せざるを得ないことが多い。もし気管挿管に失敗すれば，手技を始める前より状態が悪化することは避けられない。高度な気道確保器具の使用にこだわらず，質の高いバッグ・マスク換気を実施することが重要である。

③ 心拍再開後の集中治療

　蘇生の到達目標は，良好な脳機能の温存である。心拍が再開した場合には，自己心拍再開（ROSC）後の集中治療をすみやかに開始して，二次性中枢神経障害の合併を可能な限り予防する。

1. 呼吸管理

　いかなる状況においても低酸素血症は回避する。また高酸素血症も回避するが，動脈血酸素飽和度（SpO_2）または動脈血酸素分圧（PaO_2）が確実に測定されるまでは，十分な吸入酸素濃度を使用する。

過換気は，心臓への静脈還流量減少や脳虚血を惹起する危険性がある。ROSC 後の昏睡患者には有害である可能性があるため，過換気はルーチンには行わない。心停止後の昏睡患者における呼吸管理の目標は，$PaCO_2$を正常範囲内に保つことである。ただし脳ヘルニアの切迫徴候がある場合には，短時間の過換気を緊急避難的に実施してもよい。

2. 循環管理

小児においても，ROSC 後にはしばしば心筋機能障害が認められる。したがって ROSC 後の循環管理では，血行動態改善のため循環作動薬の使用を考慮する。ただし，この際の薬物と投与量は個々の患者で異なるため，循環動態のモニタリングデータを参考に決定する。

3. 体温管理

ROSC 後は体温上昇がよくみられるが，発熱は虚血後脳障害からの回復を妨げるので，体温管理療法を導入して高体温を予防する。高体温に陥った場合には，解熱薬の投与や冷却機器を用いて積極的に体温を下げる。

ROSC 後の昏睡患者に対して体温管理療法を施行する場合の至適な体温目標値や期間は不明である。ROSC 後のバンドルの一部として，低体温管理（中枢温として 32〜34℃）または正常体温管理（中枢温として 36〜37.5℃）の導入を検討する。ただし，小児におけるROSC 後体温管理療法の臨床研究は不十分である（TOPICS 5 参照）。小児への体温管理療法導入に際しては，適応を十分に考慮し，小児集中治療施設などの安全な環境下で，適切なモニタリングを行ったうえで実施することが望まれる。

体温管理療法の導入方法や維持期間，復温に関する理想的な方法はまだわかっていない。体温管理療法導入時のシバリング予防のために鎮静薬と，必要に応じて筋弛緩薬を投与する。体温管理療法中は感染徴候を注意深く観察し，心拍出量低下，不整脈，膵炎，凝固異常，血小板減少，低カリウム血症，低リン血症，低マグネシウム血症などにも注意する。筋弛緩薬により，脳波上で痙攣発作があっても身体所見から判断できなくなることに留意する。

小児に対する心拍再開後の体温管理療法（TTM）

小児集中治療領域での RCT は非常に限られているが，小児の ROSC 後の TTM というテーマでは，院外心停止，院内心停止それぞれで大規模な研究が実施されている。いずれも同じ研究グループからの発表であり，院外心停止については JRC 蘇生ガイドライン 2015 にも反映された[1]。

院内心停止に関する RCT は 2017 年に発表された[2]。33℃ あるいは 36.8℃ を目標とする TTM の比較において，死亡率や 1 年後の神経学的転帰に差がないことが示され，院外心停止の研究と同様の結果であっ

た。中枢温を 37.5℃ 以下に維持することが推奨されるが，32～34℃ までの低体温を実施するかどうかは議論の余地がある。

ROSC 後には二次性脳損傷を防ぐことが肝要である。TTM にはその効果が期待されているが，TTM と同等あるいはそれ以上にその他の集学的治療も重要である。たとえば，循環の安定化，電解質（とくにナトリウム）や血糖の厳密な管理などである。TTM を行う場合，適切な小児集中治療体制と，必要な専門知識を備えた環境で行うことが望まれる。

1) Moler FW, Silverstein FS, Holubkov R, et al：N Engl J Med 372：1898-1908, 2015.
2) Moler FW, Silverstein FS, Holubkov R, et al：N Engl J Med 376：318-329, 2017.

4. 血糖・電解質管理

ROSC 後は血糖値や電解質も検査する。蘇生中から血糖値を測定し，ROSC 後も注意深く血糖値をモニタリングして正常血糖値を維持する。低血糖でない限り，蘇生中は糖含有輸液を用いない。しかし，血糖値を厳格にコントロールすることの利点が，偶発的な低血糖の危険性を凌駕することを示す十分なデータはない。

低ナトリウム血症は血清浸透圧低下をきたし，脳浮腫を助長するが，わが国ではいまだに小児に低張性輸液が多用される傾向にある。ROSC 後を含め，中枢神経系に病変のある小児患者に対して低張性輸液を用いることは，医原性の脳浮腫を惹起する危険がある。

5. 小児集中治療と集約化

　ROSC 後の管理は，熟練したチームを有する重篤小児集約拠点で診療を継続するのが望ましく，ROSC 後に必要であれば，可及的すみやかに施設間搬送の調整を開始する。搬送にあたっては，重篤小児患者の搬送経験が豊富なチームが行うことが望ましい。わが国においても小児救命救急センターなど PICU（pediatric intensive care unit）を備えた重篤小児集約拠点での診療と，そのための搬送システムの確立が強く求められている。

2　心室細動/無脈性心室頻拍

1　心室細動/無脈性心室頻拍とは

　心室細動（ventricular fibrillation：VF）は心電図で P 波，QRS，T 波を同定できず，不規則な基線の揺れを認める。心室頻拍（ventricular tachycardia：VT）は広い QRS 幅の頻拍で，とくに脈が触れない VT を無脈性 VT として，VF とともに電気的除細動を含む救命処置が必要なリズムとして扱う。小児の心停止でも VF/無脈性 VT の場合があり，これらに対しては成人と同様に迅速な電気的除細動の実施が原則である。

2　VF/無脈性 VT への対応原則

　早期の電気ショックと絶え間ない CPR が治療の原則である。マニュアル除細動器を使用する場合の初回エネルギー量は，4J/kg とする。電気ショックを1回実施したらただちに胸骨圧迫を再開し，胸骨圧迫の中断を最小にする。なお，気管挿管などの高度な気道確保は，その実施のために CPR が中断されたり，電気ショックが遅れないようにしなければならない。

　気道確保器具の使用は，その利点と欠点を勘案して判断する。少なくとも最初の電気ショックまではバッグ・マスクによる人工呼吸を行い，場合によっては心拍が再開するまで気道確保器具の使用を控えることも考慮すべきである。

　初回の電気ショック後から約2分間の CPR を行った後，再度リズムチェックを行う。VF/無脈性 VT が持続していれば再び同じエネ

ルギー量（4J/kg）で電気ショックを行う。この際，アドレナリン（0.01 mg/kg）をリズムチェック後，できるだけすみやかに投与する。薬物投与のタイミングは電気ショックの前でも後でもよいが，リズムチェックまでの約2分間のCPR中にあらかじめ準備をしておくことが望ましい。

❸ VF/無脈性 VT が持続・再発する場合の対応

さらに約2分間のCPRを行った後のリズムチェックでも依然として VF/無脈性 VT であれば，電気ショック（4J/kg）に加えて抗不整脈薬の投与を考慮する。抗不整脈薬の投与が心拍再開率，生存率などを改善させるというエビデンスは十分でないが，わが国ではアミオダロン，リドカインが使用される。アミオダロンの投与量は2.5〜5.0 mg/kg（最大 300 mg），リドカインの投与量は1回1〜1.5 mg/kg，最大3 mg/kg までとする。低マグネシウム血症が疑われる場合は，マグネシウム 25〜50 mg/kg を投与する。

3 無脈性電気活動/心静止

❶ 無脈性電気活動/心静止とは

小児の心停止でもっとも多いリズムは，無脈性電気活動（pulseless electrical activity：PEA）あるいは心静止である。PEA とは，VF/無脈性 VT 以外の何らかの心電図波形（wide QRS が多い）を認めるが，脈拍が触知されない場合をいう。心静止とは，基線のみで心電図波形を認めない場合をいう。脈拍は触知されない。

❷ PEA/心静止への対応原則

PEA ないし心静止を確認したら，ただちに CPR を再開する。高濃度酸素を用いた CPR を継続するとともに，心停止を引き起こした可逆的原因を検索・是正することが重要である。心静止の場合は，VF/無脈性 VT の見逃しを避けるために誘導や電極などを確認する必要があるが，その確認のために胸骨圧迫の中断はしない。アドレナリン 0.01 mg/kg（最大1 mg）を 3〜5 分ごとに投与する。

③ 原因の検索と是正

　　小児の心停止の 80〜90％ を占める呼吸原性心停止では，PEA/心静止を示すことが多い。これらの波形を認めた場合には，質の高いCPR を行いながら前述の 4H4T に従い原因を検索し，是正する。

4 電気的治療

　　小児を診療する施設で使用する除細動器は，マニュアル式かAED か，二相性か単相性かを問わず，小児に適したサイズの電極で，小児に適したエネルギー量を与えることができる除細動器を用意すべきである。乳児に対してはマニュアル除細動器がもっとも望ましい。AED を使用する場合でも未就学児用パッド（モード）を使用することが望ましい。

① 除細動器の電極

1. 電極パドル

　　乳児（およそ体重 10 kg 未満を目安）には乳児用パドル（**図Ⅵ-2**）を用いるが，パドル間を約 3 cm 離して使用できるなかで最大サイズのパドルを選ぶ。パドルは右上前胸部（右鎖骨下）と左下側胸部（左乳頭部外側下方），あるいは胸部前面と背面に押しつける。

2. 電極パッド

　　AED の未就学児用パッドは電気ショックのエネルギー量を1/3〜1/4 に減衰する機能を備えている。AED の未就学児用パッドの使用は乳児から未就学児（およそ 6 歳）とし，それ以上の小児に対する AED は小学生〜大人用パッドを使用する。

　　マニュアル除細動器にも乳児用電極パッドが存在するが，エネルギー減衰機能はなく，AED の未就学児用パッドとは異なる。電極パドルと同様に，乳児には乳児用パッドを用いる。小児・乳児に対してマニュアル除細動器を用いて電気ショックを行う際，パッドとパドルのどちらが有効かという明確な証拠はなく，どちらも使用可能である。電極パッドの貼付位置は，電極パドルと同様に上記二つの方法があるが，原則としてパッドに描かれたどおりに添付する。

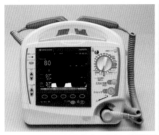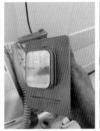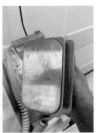

図VI-2　乳児用パドル

成人用パドルを外すと使用できる機種（本図）や，成人用パドルの上に重ねて取り付ける機種がある

パッド同士が重ならないように注意する。

2 エネルギー量

　　小児に対する有効で安全なエネルギー量についてはいまだ不明な部分もあるが，かつての2J/kgでは効果が得られないという報告や比較的高エネルギー量でも安全であるという報告もあり，電気ショックの初回エネルギー量は4J/kgとする。小児のVF/無脈性VTに対しても，電気ショックを1回行った後にただちに胸骨圧迫からCPRを再開し，2回目以降も同じエネルギー量で電気ショックを行う。

5 CPRの評価

1 心エコー検査

　　小児の心停止の原因検索のため，CPR中に心エコーを行うことがある。治療可能な心停止の原因（心タンポナーデや気胸）の評価には心エコーを考慮してよいが，検査時の胸骨圧迫中断という欠点とのバランスを十分に検討することが必要である。

❷ 呼気 CO₂ モニタリング

呼気 CO_2 モニターは気管チューブの位置確認のほかにも，心拍出量および肺血流量の間接的指標としても用いられ，CPR の質や ROSC の評価に使用される。良好な胸骨圧迫を示唆する値は確立されていないが，呼気終末 CO_2 分圧が常に 10 mmHg を下回っている場合は，過換気を避けつつ胸骨圧迫の質を高めるようにする。予後不良の判定や蘇生中止の決定を呼気終末 CO_2 分圧の値で行うには十分なデータがない。アドレナリンやその他の血管収縮薬投与から 1〜2 分しか経過していない場合は，薬物の影響で呼気終末 CO_2 分圧が低下していることがあるため，その評価にあたって注意が必要である。

6 薬物投与

❶ 蘇生時の薬物投与経路

1. 静脈内投与（IV）

薬物投与に際しては静脈路確保が必要であるが，小児の場合は末梢静脈が細く，静脈路確保に難渋することが多い。緊急時には末梢静脈路確保に時間を費やすべきでなく，迅速に確保できない，もしくは確保困難が予想されれば，早めに骨髄路の確保を行う。

2. 骨髄内投与（IO）

静脈内投与ができる薬物は，すべて骨髄路からも投与できる。投与量は静脈内投与量と同じである。効果発現も静脈内投与と比べて遜色ない。骨髄内投与専用の骨髄針（Ⅳ章 p.85 参照）の使用が望まれるが，緊急時で入手できない場合には太い注射針・翼状針でも代用可能である。骨髄針の刺入部位は脛骨前面近位端を第一選択とするが，成長板を損傷しないよう注意する。年長児では上前腸骨棘も時に選択される。

骨髄路確保の合併症としては，骨折，コンパートメント症候群，骨髄炎がある。骨折した骨への刺入，一度刺入した骨への再刺入は行わない。

3. 気管内投与（IT）

　緊急時に静脈路も骨髄路も確保できず，気管挿管がなされている場合は，いくつかの薬物を気管内に投与していたが，血中濃度の予測は困難で，効果は不確実である。やむを得ずアドレナリンを気管内投与する場合は，静脈内投与量の10倍（0.1 mg/kg）が用いられる。

② 蘇生に用いる薬物

　蘇生に用いる薬物を**表Ⅵ-1**に示す。各種薬物は，その作用機序を理解して選択する。強力な血管収縮作用をもつものは，末梢血管から持続投与すると組織壊死を起こすことがあるため，原則として中心静脈から投与する。

　また，蘇生時の輸液は，生理食塩液や乳酸リンゲル液など糖を含有しない等張性輸液を選択する。

7 気道確保と呼吸管理

　高度な気道確保器具を使用する場合は，その利点と欠点を十分に理解したうえで判断する。小児に対して高度な気道確保器具を使用するにあたっては，年齢に応じた器具の使用に習熟していることが必須である。

① 気管挿管

　小児の気管挿管は習熟を要し，以下に述べるように専用の器具とチューブサイズの選択が求められる。バッグ・マスク換気が適切に行われている限り，気管挿管を急ぐ必要はない。バッグ・マスク換気に十分に習熟していれば，多くの場合で気管挿管による換気と同等の効果が得られる。病院前救護において，搬送時間が短く，バッグ・マスク換気により換気が可能な場合は，気管挿管よりバッグ・マスク換気を行うほうが安全である。

1. 喉頭鏡のブレード

　小児，とくに乳児の喉頭は，成人と比較して頭側の浅い位置にあ

表VI-1　小児の心停止，不整脈に用いられる薬物-(1)

薬　物	用　量	適応／作用，注意点
ATP	初回 0.1～0.3 mg/kg IV/IO （最大 1 回投与 10 mg） 2 回目以降 0.2 mg/kg IV/IO （最大 1 回投与 10 mg）	上室頻拍（SVT） 後押し（2 シリンジテクニックによる 急速静脈内投与）
アトロピン	0.02 mg/kg IV/IO （最小 1 回投与量 0.1 mg） （最大 1 回投与量 0.5 mg） （総投与量 1 mg まで）	迷走神経刺激による徐脈の治療と予防 房室ブロックによる徐脈 最小投与量以下では徐脈の誘発に注意
アドレナリン	0.01 mg/kg IV/IO （0.1 ml/kg 1：10,000） 0.01～1 μg/kg/分	心停止，CPR で改善しない徐脈 4 分ごとに投与可 心筋収縮力増強作用と血管収縮作用 アナフィラキシーに用いる場合は 0.01 mg/kg 筋注
アミオダロン	2.5～5.0 mg/kg （最大 300 mg）	VF/無脈性 VT，SVT，VT QT 時間を延長させる薬物と併用不可
グルコン酸カルシウム	60～100 mg/kg IV/IO 緩徐に静脈内投与 （8.5％製剤として 0.7～1.2 ml/kg）	症候性低カルシウム血症，高カリウム血症，カルシウム拮抗薬過剰投与 徐脈，心停止に注意
塩化カルシウム	20 mg/kg IV/IO　緩徐に静脈内投与 （2％製剤として 1 ml/kg）	
ドパミン	2～20 μg/kg/分	心筋収縮力増強作用 低用量でβ作用優位，高用量でα作用優位
ドブタミン	2～20 μg/kg/分	心筋収縮力増強作用 血管拡張作用
ニトロプルシド	0.5～5 μg/kg/分	強力な血管拡張作用 メトヘモグロビン血症，シアン中毒に注意
ノルアドレナリン	0.1～1 μg/kg/分	強力な血管収縮作用
プロカインアミド	15 mg/kg IV/IO （30～60 分かけて緩徐に投与）	SVT，VT 心電図・血圧を監視し，QT 時間延長に注意 小児循環器医など専門医への相談

VI

小児の二次救命処置

表VI-1　小児の心停止，不整脈に用いられる薬物-(2)

薬　物	用　量	適応／作用，注意点
マグネシウム	25〜50 mg/kg IV/IO （最大 1 回投与量 2 g） （10〜30 分かけて緩徐に投与，ただし心停止時にはより速く投与）	torsades de pointes 症候性低マグネシウム血症
ミルリノン	50 µg/kg IV/IO （10〜60 分かけて緩徐に投与） 0.25〜0.75 µg/kg/分	心室拡張機能改善・血管拡張作用 ローディングの際の低血圧に注意 腎不全の場合の用量に注意
リドカイン	1〜1.5 mg/kg IV/IO （最大 3 mg/kg まで） 20〜50 µg/kg/分	VF/無脈性 VT 中枢神経系副作用（痙攣など）に注意
炭酸水素ナトリウム	1 mEq/kg IV/IO BE 値×体重（kg）×0.3 mEq の半量投与とする方法もある	CPR 中のルーチンとしては使用しない 動脈血ガスデータをもとに投与考慮
ブドウ糖液	0.5〜1 g/kg IV/IO	

る。乳児の喉頭展開においては，喉頭蓋を間接的に挙上する曲型（マッキントッシュ型など）よりも，喉頭蓋を直接挙上する直型（ミラー型など）のほうが喉頭の良好な視野を得やすいとされるが，乳児や小児において，曲型ブレードと直型ブレードの両者で気管挿管の容易さを比較した研究はない。

2. 気管チューブ

　　年齢により用いる気管チューブのサイズが異なる。2 歳以降にカフなし気管チューブを用いる際のサイズは，「チューブ内径（mm）＝4＋（年齢÷4）」を目安に選択する。陽圧換気時に，気管チューブと声門の間からの空気の漏れ（リーク）を生じる程度の太さが適切である。リークを生じる程度のサイズの気管チューブは気管への圧迫が少ないため，喉頭浮腫の程度が軽く，抜管困難症の発生を防ぐことが期待されている。リークがまったくない場合は，チューブ内径を 1 サイズ（0.5 mm）下げる。

　　小児や乳児の緊急気管挿管に用いる気管チューブは，カフ付きでもカフなしでもよい。カフ付き気管チューブを用いるときは，カフ圧を測定して圧が過剰にならないようにする。カフの長径や先端か

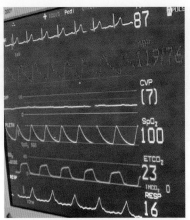

図VI-3 波形表示のある呼気CO₂モニター（カプノメータ）

らの位置が製品によってまちまちであるため，患者の体格と気管
チューブサイズの組み合わせによって，声門と気管分岐部の間にカ
フが収まらない可能性があることに留意する。2歳以降にカフ付き
チューブを用いる際のサイズは，「チューブ内径（mm）＝3.5＋（年
齢÷4）」を目安に選択する。

3. 気管チューブ先端位置の確認

　気管挿管成否の確認方法のなかで，一つの方法で確実に確認でき
るものはない。聴診，視診による身体所見と併せて，波形表示のあ
る呼気 CO_2 モニター（**図VI-3**）の使用は，心停止症例における気管
チューブ先端位置の確認手段として推奨される。波形表示のある呼
気 CO_2 モニターが使用できない場合，身体所見に加えて波形表示の
ない呼気 CO_2 モニター，比色式 CO_2 検知器（**図VI-4**）を使用する。
胸骨圧迫をしながら，数呼吸以上で CO_2 の呼出を確認する。CPR 中
は肺血流量が少ないため，気管チューブが気管内にあっても呼気
CO_2 が検出されないことがある。体重 20 kg 以上の小児では，気管
チューブの位置確認に食道挿管検知器（esophageal detector
device：EDD）の使用を考慮してもよい。

　臨床判断および器具を使用した確認を行ってもなお疑わしい場合

VI

小児の二次救命処置

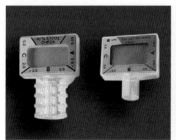
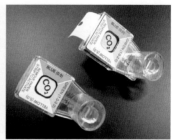

図Ⅵ-4　比色式 CO₂ 検知器

は，喉頭鏡で直視して確認する。

4. 輪状軟骨圧迫

　　小児に対する緊急気管挿管で，輪状軟骨圧迫が誤嚥予防に有効であることを示すデータはない。したがって，誤嚥防止の目的で輪状軟骨圧迫を用いる場合であっても，換気や気管挿管の妨げとなるときは圧迫を解除するのが適切である。

2 声門上気道デバイス

　　蘇生初期の換気には従来どおりバッグ・マスク換気が望ましいが，バッグ・マスク換気がうまくいかないときや気管挿管ができないときは，小児に対する使用の訓練を受けた者であれば声門上気道デバイスを選択してよい。

3 外科的気道確保

　　前述した方法でも気道確保が困難な場合，輪状甲状間膜（靱帯）穿刺が救命のための緊急処置として用いられる。小児に対する輪状甲状間膜（靱帯）切開は合併症をきたしやすい。

4 人工呼吸と安全管理

1. 気管チューブの固定と保持

　　気管チューブの先端位置の移動は，小児の気管挿管をめぐる各種

トラブルの原因になりやすい。先端から口角までの長さは一般に「3×内径（mm）cm」が目安とされるが，気管挿管後の聴診や胸部X線写真をもとに，先端位置の微調整が必要である。テープによる固定が一般的であるが，固定が不十分であると先端位置が移動するので，固定の強度を保つ工夫が必要である。

2. 呼気 CO₂ モニタリング

気管挿管された小児を病院前・病院内・病院間で搬送する際には，呼気 CO_2 モニタリングを行い，気管チューブの位置と開存性を監視することが推奨される。病棟で気管挿管・人工呼吸管理中の小児においても，呼気 CO_2 モニター（カプノメータ）による持続モニタリングが望ましい。

3. 人工呼吸

循環がある小児に対して人工呼吸を行う場合には，換気回数を12〜20回/分とする。不適切なバッグ・マスク換気による胃の膨満を放置すると，挙上した横隔膜が人工呼吸の妨げになるため，気管挿管完了後に胃管を挿入して脱気する。胃管先端の位置は気管挿管後に撮影する胸部X線写真でも確認しておく。

心停止患者のCPRにおいて気管挿管された場合は，胸骨圧迫と人工呼吸を非同期で行い，人工呼吸のための胸骨圧迫の中断は行わない。この場合の人工呼吸回数は 10 回/分とする（TOPICS 3, p.111参照）。非同期で CPR を行う場合は換気回数と 1 回換気量が過剰になりがちであるので注意する。過換気によって胸腔内圧が上昇すると静脈還流が減少する。その結果，心拍出量が減少して心拍再開率が低下することが指摘されている。声門上気道デバイスを用いる場合は，適切な換気が可能と判断すれば，非同期で CPR を行う。

4. 気道の加湿と吸引

小児に用いられる気管チューブは内径がより細いため，加湿が不十分であったり，吸引カテーテルの挿入長が不十分であったりすると，容易に気道分泌物による閉塞をきたし，生命にかかわる大きなトラブルの原因となり得る。加湿や吸引にも十分に配慮する。

5. DOPE

気管切開管理中や人工呼吸中に患者の容態が急変した場合，ただ

ちに原因を検索して問題を是正する必要がある。鑑別すべき病態の頭文字を語呂合わせにした"DOPE"を利用して，迅速かつ効率的に状況の把握に努める。

D) Displacement of the tube from trachea：気管チューブの位置は適切か

気管チューブの固定が外れたりずれていないかを確認する。また，両側呼吸音を聴診し，均等に換気されていることを確認する。

O) Obstruction of the tube：気管チューブの閉塞がないか

気管チューブや呼吸回路の屈曲・閉塞がないことを視認し，気管チューブに吸引カテーテルを挿入するなどして，抵抗なく挿入可能であることを手早く確認する。

P) Pneumothorax：気胸（とくに緊張性気胸）がないか

患側で呼吸音が減弱し，皮下気腫が認められることがある。典型例では頸静脈の怒張や健側への気管の偏位が認められるが，とくに乳児では明らかでないことも多い。外傷に併発したものでは打撲痕や皮下出血などを認めることがある。

E) Equipment failure：機器・装置は適切に作動しているか

高流量酸素を流した蘇生バッグに接続して用手換気する。呼吸回路の接続や吸入酸素濃度，人工呼吸器の作動（電源，設定，回路の接続）を確認する。さらに，モニターが正常に作動していることを確認する。

8 徐脈・頻拍への緊急対応

1 徐　脈

小児の徐脈の原因は低酸素や換気不全が多い。そのため，酸素投与と気道確保，適切な換気を初期治療として開始する。小児の徐脈アルゴリズムを図VI-5に示す。心拍数60/分未満あるいは急激な低下，かつ皮膚蒼白やチアノーゼなどの循環不全を認める場合，まず気道確保と高濃度酸素投与下に呼吸補助を行い，心電図モニタリン

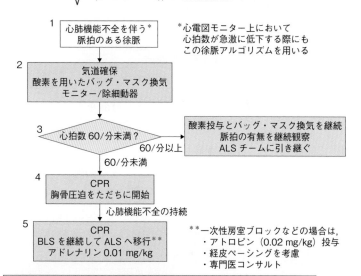

〔JRC 蘇生ガイドライン 2020 より引用，転載時は左記からの引用として許諾を得てください〕

図VI-5　小児の徐脈アルゴリズム

グを開始する。これらによって循環状態が改善されれば，モニタリングと再評価を継続する。適切な酸素化と換気にもかかわらず，依然として心拍数60/分未満の場合は，ただちに胸骨圧迫を開始する。

有効なCPRによっても循環不全が遷延すれば，第一選択薬としてアドレナリン（0.01 mg/kg）を静脈内投与または骨髄路投与する。効果がなければ同量を約4分ごとに繰り返す。効果が一時的であれば，アドレナリンの持続投与も考慮する。ほかの治療可能な原因を検索することも重要である。アトロピンは迷走神経刺激や房室ブロックが原因のときに用いるが，小児の徐脈における第一選択薬ではない。

心疾患に伴うⅢ度（完全）房室ブロックや洞機能不全による徐脈で，換気，酸素投与，胸骨圧迫や薬物投与に反応しない場合は，小児循環器医など適切な専門医にコンサルトしたうえで，経皮ペーシングを考慮する。

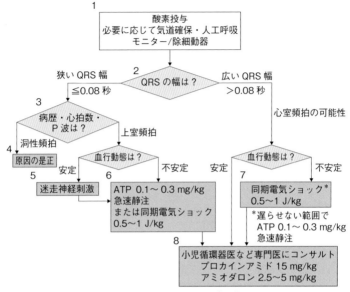

図VI-6　小児の頻拍アルゴリズム

2 頻 拍

　小児の頻拍の治療にあたっては，成人と異なり自覚症状の訴えが乏しいため，低血圧やショック症状の有無などに基づいて，血行動態が安定（良好）か不安定（不良）かを区別することが重要である。

1．血行動態が不安定な頻拍

　小児の頻拍アルゴリズムを**図VI-6**に示す。脈拍は触れるが血行動態が不安定な頻拍では，まず気道確保と高濃度酸素による呼吸補助を行い，心電図モニタリングを開始し，QRS幅を評価する。

1）狭い QRS 幅の頻拍

　QRS幅が0.08秒以下であれば，洞性頻脈か上室頻拍（supraventricular tachycardia：SVT）である可能性が高い。12誘導心電図においてP波に異常がない，心拍数が固定されていない，PR間隔が

一定などの場合、さらに、乳児で心拍数220/分未満、小児で180/分未満であれば洞性頻脈と考え、その原因の検索と解除に努める。逆に、P波が確認できないか異常であり、心拍数の変動がなく、乳児で心拍数220/分以上、小児で180/分以上であればSVTと考え、すみやかに洞調律への復帰を図る。静脈路が確保されていればATP（アデノシン三リン酸）0.1〜0.3 mg/kgを急速静脈内投与し、投与後ただちに生理食塩液で後押しする。ATPは半減期が短い。無効であれば最大0.3 mg/kgまで増量して繰り返す。

　同期電気ショックを行う場合の初回エネルギー量は0.5〜1.0J/kgとする。初回ショックが無効の場合は2.0J/kgに上げる。意識があれば、可能な限り鎮静する。迷走神経刺激は、ATP投与や同期電気ショックの実施が遅れない範囲で試してよい。

　これらの方法でも不整脈が停止しない場合は、小児循環器医など適切な専門医に相談したうえで、プロカインアミドかアミオダロンを考慮する。プロカインアミドは15 mg/kgを、アミオダロンは2.5〜5 mg/kgを約30〜60分かけて緩徐に投与するが、心電図と血圧を監視し、QT時間の延長と血圧低下に注意する。QT延長をもたらす薬物は併用しない。なお、成人で用いられるベラパミルは、乳児には低血圧と心停止の可能性があるため使用しない。

2) 広いQRS幅の頻拍

　QRS幅が0.08秒を超える場合にはVTの可能性もあるため、同期電気ショックが第一選択となる。意識があれば、可能な限り鎮静する。同期電気ショックを遅らせない範囲でATPを投与してもよい。同期電気ショック無効例では、小児循環器医など適切な専門医への相談を前提としてプロカインアミドやアミオダロンを投与する。同期電気ショックのエネルギー量、ATPとプロカインアミド、アミオダロンの投与量は、SVTの場合と同様である。

VI

小児の二次救命処置

ATP とアデノシン

　わが国では ATP が SVT に対して使用されるのに対し，欧米ではアデノシンが用いられることが多い。用量については，ATP 10 mg がアデノシン 6 mg に相当するという報告や，分子量（ATP 約 600 に対しアデノシン約 270）の違いから，ATP はアデノシンと比較して約 2 倍程度必要との意見もある。日本循環器学会の「2020 年改訂版不整脈薬物治療ガイドライン」においては ATP の小児投与量は 0.1～0.3 mg/kg と記載されており，本指針においても ATP の初回投与量を 0.1～0.3 mg/kg，初回無効例では最大 0.3 mg/kg まで増量して繰り返し投与することとした。

2. 血行動態が安定している頻拍

　血行動態が安定している頻拍では，12 誘導心電図を評価したうえで，小児循環器医など適切な専門医に早めに相談することが望ましい。

1）狭い QRS 幅の頻拍

　QRS 幅が 0.08 秒以下であれば，洞性頻脈か SVT である可能性が高い。洞性頻脈が疑われれば，その原因の除去に努める。SVT の可能性が高ければ，迷走神経刺激を試みる。その場合，Valsalva 法か顔面冷却法を用いる。年長の小児では頸動脈洞マッサージを行ってもよい。眼球圧迫法は用いない。ATP 投与および同期電気ショックについては，前述の血行動態が不安定な場合と同様であるが，小児循環器医など適切な専門医へのコンサルトを優先する。

2）広い QRS 幅の頻拍

　小児では，0.08 秒を超える広い QRS 幅の頻拍であっても，VT よりも SVT の可能性が高いことが示されている。したがって，血行動態が安定している広い QRS 幅の頻拍に対しては，小児循環器医など適切な専門医への相談を優先したうえで，診断または治療目的に ATP 0.1 mg/kg を急速静脈内投与してもよい。投与後はただちに生理食塩液で後押しする（2 シリンジテクニック）。ATP が無効であれば，プロカインアミドまたはアミオダロンが次の選択肢となる。これらでも効果がない場合には，鎮静のうえで同期電気ショックを考慮するが，いずれも小児循環器医など適切な専門医への相談を前提とする。なお，頻拍の原因検索も重要である。

9 ショックへの緊急対応

1 初療室・救急外来での対応

初療室・救急外来でショックの患者に遭遇した場合は，ただちにスタッフの招集，モニター装着，高流量の酸素投与，できるだけ太い静脈路または骨髄路の確保を開始する。

ショックの原因にかかわらず，治療は「迅速な認識」から始まる。ショックは体組織の酸素需要に供給が追いついていない状態であるため，高流量の酸素を投与することを原則とする。ただし，後述する新生児症例における動脈管依存性の先天性心疾患が鑑別された場合は，診断された時点からの酸素濃度の漸減を必要とする。

気管挿管の適切なタイミングは明確ではないが，呼吸不全や意識障害がある場合は気管挿管を考慮する。ただし，鎮痛・鎮静薬，迷走神経刺激や陽圧換気により急激な循環虚脱を生じる可能性があるので，事前に輸液療法や循環作動薬を用いたショックへの対応を始めてから実施することが重要である。

必要な初期輸液を行うためにも，静脈路は可能な範囲で太い静脈留置針で確保する。しかし，小児では緊急に輸液・薬物投与の必要があるにもかかわらず，迅速な静脈路確保ができない，もしくは困難が予想される場合がまれではない。このようなときは，躊躇なく骨髄路を確保すべきである。骨髄路は蘇生にかかわるほぼすべての薬物が投与できる。また，静脈路あるいは骨髄路確保の際に可能であれば血糖を測定し，必要があれば補正する。敗血症性ショックを疑えば血液培養を施行する。

初期治療は，明らかな心機能低下を認める心原性ショックを除いて，等張性晶質液による輸液（生理食塩液や乳酸リンゲル液など）10〜20 ml/kgを急速に投与する。低張液や糖含有輸液は投与しない。輸液後も繰り返し再評価を行うことが重要で，必要があれば等張性晶質液を再投与するが，同時にショックの原因検索を行う。気道・呼吸・循環・中枢神経・体温の観察（ABCDEアプローチ，p.78参照）を繰り返し，初期輸液に伴う悪化がないかを判断する。

1. 循環血液量減少性ショック

脱水，外傷性出血に代表される循環血液量減少性ショックに対す

る輸液の適切な投与時期，投与量は明確ではないが，まず等張性晶質液 10～20 ml/kg を急速投与する。その後，再評価を繰り返し，必要があれば急速投与を繰り返す。ただし，出血性ショックでは出血源のコントロールを第一義とし，それまでは最低限の血圧を維持できるように輸液・輸血を行う。凝固因子と血小板の輸注も考慮する。出血源が不明の場合，またはコントロール不能な場合には迅速に専門家にコンサルトする。

2. 心原性ショック

　心原性ショックと認識した場合にも急速輸液を行うが，病歴などから心機能低下が明らかな場合には，初期輸液量を 5～10 ml/kg 程度にとどめ，肺水腫による呼吸不全や肝腫大などを評価し，前負荷を推定して再度の輸液療法の適応判断を行う。また，早期から循環作動薬（アドレナリン，ドパミン，ドブタミンなど）の持続静脈内投与を併用する。頻拍や徐脈があれば，不整脈や切迫心停止に対応する。

3. 心外閉塞・拘束性ショック

　いずれの心外閉塞・拘束性ショックも原因の是正が優先される。必要であれば等張性晶質液の輸液や循環作動薬を使用する。心外閉塞・拘束性ショックや前述の心原性ショックを評価するための心エコーは，初期評価中に考慮してもよい。

　動脈管依存性心疾患における動脈管閉塞によるショック（ductal shock）や心タンポナーデにおける心エコーは非常に有用であるため，その施行に伴うリスクとのバランスを加味し適応を慎重に判断する。ひとたび動脈管依存性心疾患を認めた場合は，酸素の投与量を減じ，迅速にプロスタグランジン E_1 の投与を開始する。

　緊張性気胸は身体所見で診断し，疑われた場合は X 線撮影を待たずに，患側鎖骨中線第 2 肋間で 16～14G のカテーテルによる胸腔穿刺を行う。

　肺血栓栓症は，小児の場合にその迅速な診断は一般に困難であるが，必要であれば血栓溶解薬や抗凝固薬の投与を考慮しながら専門家へコンサルトする。

4. 血液分布異常性ショック

　血液分布異常性ショックの場合，初期治療として，ほかのショッ

クに比べて大量の等張性晶質液が必要となる場合が多い。同時に，疾患に合わせて特異的な治療を行う。

1）アナフィラキシーショック

　アナフィラキシーショックの場合には，等張性晶質液と酸素の投与を行いつつ，アドレナリンの筋肉内投与（0.01 mg/kg）を行う。反応が乏しくショックが遷延する場合には，5〜15 分の間隔を空けて筋肉内投与を繰り返してもよい。反復投与が必要な場合は持続静脈内投与を考慮してもよいが，カテコラミン持続投与に慣れた環境下で十分なモニタリングを行う。また同時に，抗ヒスタミン薬，ステロイドの投与や末梢気道閉塞に対してサルブタモールの吸入療法を併用する。上気道閉塞による呼吸障害が出現すれば，適切に気道を確保する。

2）神経原性ショック

　神経原性ショックには，等張性晶質液に加えて血管収縮薬の投与を行ってもよい。

3）敗血症性ショック

　感染症に対する宿主反応が制御できずに引き起こされた，生命を脅かすような臓器障害を敗血症と診断する。敗血症が初期輸液に反応しない循環不全を呈した場合，血液分布異常性ショックの一つである敗血症性ショックという。

　初期治療はほかのショックと同様に，等張性晶質液の急速投与から開始する。しかし，ほかのショックと異なり通常の輸液量には反応しないことが多く，ショックを認識してから 1 時間以内に 40 ml/kg の等張性晶質液を投与してもなお循環不全が遷延し，さらに輸液や昇圧薬の投与が必要な場合を「輸液不応性ショック」という。このような場合は迅速に中心静脈路を確保し，観血的動脈圧測定を開始して，等張性晶質液の投与が 60 ml/kg に達する前に循環作動薬の投与を準備する。血圧や末梢の温・冷感などで warm shock であればノルアドレナリン，cold shock であればアドレナリンが中心となる。同時に，原因感染巣の特定・除去，培養提出に努め，想定される原因菌を十分にカバーする抗菌薬をショック認識後，1 時間以内に投与する。

　カテコラミン投与で血圧が保たれても末梢循環不全が継続する，

VI

小児の二次救命処置

あるいは中心静脈血酸素飽和度70％未満が持続する場合，PDEⅢ阻害薬やドブタミンの投与を考慮してもよい。以上の治療に抵抗性の場合，体外循環補助装置の導入も考慮される。

❷ 集中治療室での対応

ショックが遷延する場合や ARDS，意識障害など臓器不全がすでにある，または生じる可能性がある場合のみならず，ショックから離脱した場合でも，集中治療室での管理を積極的に考慮する。

集中治療室においてもその初期対応は，前述のものと変わらない。すでにさまざまな介入を受けている集中治療室におけるショックの原因は，複雑な疾患背景，術後背景のなか，複数であることがまれでない。

1. 循環血液量減少性ショック

集中治療室に入室している患者の循環血液量は，中心静脈圧や超音波による下大静脈径，左室拡張末期径，厳密な水分出納の記録により，厳密にモニターされている場合が多い。しかし，いずれも単独では適正な循環血液量を評価できず，身体所見とともに総合的に評価しなくてはならない。治療は，不足している循環血液量を補うために等張性晶質液，または血液製剤を投与する。

2. 心原性ショック

心臓手術後の低心拍出症候群にはミルリノンの有効性がいわれているが，すでに多くのカテコラミンが投与されている場合に，最適な薬物の選択は困難である。施設ごとに病態に合った薬物や外科的治療の必要性の有無を専門家にコンサルトする。ただし，複数のカテコラミンに反応がなく，低心拍出症候群が難治の場合は，体外循環補助装置などの導入を考慮する。

3. 心外閉塞・拘束性ショック

集中治療室においては，手術後や外傷患者も多く，ドレーンの閉塞などによる心外閉塞・拘束性ショックの発生はまれではない。とくに緊張性気胸，心タンポナーデなどは，その緊急度の高さから注意を要し，突然に発症するショックは迅速に診断することが必要である。ドレーンが閉塞すると時に致死的になり得るため，経時的な

ドレーン排液量のモニタリングを行い，突然の流出途絶の際には，超音波やX線検査などにより評価する。閉塞がみつかればすみやかに解除を試みるか，新たなドレーン留置を考慮する。

4. 血液分布異常性ショック

多くのデバイスが体内に留置されている術後症例や免疫不全などの複雑な背景疾患を有する重症患者に，敗血症性ショックはまれではない。また，種々の薬物が投与される患者では，アナフィラキシーショックを合併する可能性がある。

敗血症性ショックに対しては迅速な初期治療の遂行が基本であり，循環不全および組織酸素代謝失調の蘇生と適切な抗菌薬の投与が中心となる。抗菌薬投与に際しては，個々の患者の推定感染臓器に加えて，耐性菌リスク，施設のアンチバイオグラムなどが参考となる。集中治療室にいる患者の感染源の特定に際しては，あらゆる創部，デバイスを感染源として疑う。創部については臨床的感染徴候を確認し，必要であればCTや超音波で確認する。血液培養検査は，原則として異なる部位の直接血管穿刺により2セット（小児好気ボトルのみ2セットでもよい）を採取する。感染疑い臓器から得た膿性検体は塗抹鏡検により評価する。また，感染症迅速検査も利用し，感染源の特定に努める。

10 特殊な状況下の二次救命処置

1 外 傷

外傷患者の蘇生予後は不良であるが，標準的な蘇生を施行すべきである。穿通性胸部外傷による心停止において，現場で生命徴候が認められ，搬送時間が短かった場合は，緊急開胸術で心臓マッサージ，下行大動脈遮断術，心タンポナーデの解除などを行うことで生存率が改善する可能性がある。

2 肺高血圧

肺高血圧症を伴った患者は心停止のリスクが高い。通常のALSに加えて，肺血管抵抗を下げる目的で以下の補助的治療が考慮され

VI

小児の二次救命処置

る。高二酸化炭素血症の補正，一酸化窒素吸入，プロスタサイクリン静脈内投与・吸入などがあげられるが，その有効性は確立していない。体外循環補助装置を用いた ECPR（extracorporeal CPR）が用いられることもある。

③ 先天性心疾患

1. 単心室 Stage I（第 1 期）術後

単心室に対する第 1 期手術後には高い確率（20%）で心停止となる。この原因として，肺体血流比の増加が考えられている。したがって，分時換気量を減らした人工呼吸管理，吸入空気への CO_2 添加による高二酸化炭素血症（$PaCO_2$ 50〜60 mmHg）により肺血管抵抗を上昇させたり，フェノキシベンザミンなどの a 遮断薬により体血管抵抗を低下させることで，全身の酸素運搬量が改善される可能性がある。切迫心停止状態の評価は困難であるが，中心静脈血酸素飽和度や近赤外分光法（near-infrared spectroscopy：NIRS）を用いた脳あるいは内臓循環のモニタリングが参考になるかもしれない。通常の ALS に加えて，ECPR がほかの心臓手術後患者同様に行われる。

2. 両方向性 Glenn 術後および Fontan 術後

両方向性 Glenn（bidirectional Glenn：BDG）術/hemi-Fontan 術後患者の心停止には通常の ALS を行う。BDG 術後患者の切迫心停止状態に対しては，低換気による高二酸化炭素血症が血液酸素分圧や心拍出量を改善する可能性がある。Fontan 術後患者に対しては陰圧換気が心拍出量を改善する可能性がある。Fontan 術後患者には ECPR が適応できるが，BDG 術/hemi-Fontan 術後患者に対しての評価は定まっていない。

11 ECPR

小児で心移植の適応がある場合や回復が望める心停止に至った際に，ECMO（extracorporeal membrane oxygenation）や PCPS（percutaneous cardiopulmonary support）は，酸素化や循環を維持するために一時的な治療手段として有効であるというエビデンスが増え

てきている。ECMO/PCPS が心停止の治療として用いられた場合に，ECPR と呼ばれる。専門家・医療資源・医療体制の面で ECMO 管理を適正化できる環境下においては，院内心停止に陥った心疾患患者に対して ECPR を考慮してもよい。院外心停止については，小児に関するエビデンスがないが，体格などから成人用のデバイスを用いることもできる。

　小児では，心停止から ECPR 導入までの時間や CPR 時間がより短いことが生存率を改善する可能性があるので，ECPR を迅速に導入するためのプロトコールを整備し，質の高い CPR を行いながら 30〜90 分以内の導入を目指すことが望ましい。

12 小児蘇生をめぐる倫理的諸問題

1 心停止中の予後評価

　心停止をきたした小児の回復に関連する因子について，多くの研究がなされてきた。院内心停止の小児の良好な転帰の予測因子として，患者年齢が1歳未満，初期波形がショック適応であることがあげられる。院外心停止の小児の良好な転帰の予測因子として，患者年齢が1歳以上，初期波形がショック適応であることがあげられる。

　しかし，これらは予後判断のための補助であり，心拍再開の有無を予測する，あるいは蘇生努力の中止を考慮するための信頼できる単独の指標は存在しない。患者背景と年齢，心停止の原因，心停止前の状況，目撃の有無，無処置のまま経過した心停止時間（無灌流），CPR の有効性と継続時間（低灌流），アドレナリンの投与回数など蘇生治療の内容，心電図の初期波形あるいはその後の波形などを検討するが，いずれも蘇生の中止を決定する因子とはならない。一方で，反復する VF/無脈性 VT や薬物中毒，偶発性低体温症などでは通常よりも長く蘇生努力を続けることが考慮される。

2 蘇生中の家族の同席

　多くの親は，自分の子どもの蘇生現場に立ち会うことを望んでいる。蘇生に携わる医療従事者は，その希望の有無を確認する機会を設け，家族の疑問や不安に対応できるよう蘇生チームのメンバーの

VI

小児の二次救命処置

一人をその担当に割り当てるべきである。ただし，家族の立ち会いに際しては，急性期医療の現場に市民が立ち会うことが一般的でないことや，医療従事者と家族間に存在する知識の乖離に関して配慮することを忘れてはならず，また家族の存在が適切な蘇生行為遂行の妨げにならないようにしなくてはならない。

③ 蘇生の中止

前述のとおり，蘇生の中止を考慮するための信頼できる指標は存在しない。一方で，わが国においてはとくに小児に対する蘇生の中止，あるいは医学的無益（medical futility）について十分に議論がなされておらず，医学的に無益と思われる場合でも蘇生の中止や延命措置の差し控えが難しいことがある。小児においても，これらに関する幅広い国民的議論が行われつつある。

④ 死後の原因検索

予期しない心停止で死亡した患者に対して，死後にも原因検索を行う努力は重要である。この目的で積極的な心電図の解析，剖検を考慮すべきである。また，乳児突然死症候群（sudden infant death syndrome：SIDS）の原因の一つにイオンチャネル異常の関与が示唆されており，これは遺伝子レベルでの変異が関係していることが報告されている。今後わが国では，このようなイオンチャネル異常に加えて，一般的な感染症の検索や先天性代謝異常症の検索が必要である。また，心原性心停止の原因を学校心臓検診と連携して検索するシステムの確立も求められる。さらに，死亡症例の登録制度，病理解剖・行政解剖制度，死亡時画像診断（autopsy imaging：Ai）の整備も併せて考慮されるべきである。

重篤小児の安定化と施設間搬送

重篤小児の安定化と施設間搬送

はじめに

重篤小児の搬送は重要な医療行為であるとともに危険を伴う医療行為でもある。それゆえ，搬送前の評価と対応は適切に行い，搬送のリスクを下げておく必要がある。しかし，その判断は簡単ではない。適切な判断をするためには，事前の準備と心構えが必要である。転院搬送が発生した場合の時系列に沿って，安定化と搬送の要点を確認していく。

1 転院の決断

評価を終えて，現在の患児と主治医自身が置かれている状況を把握し，転院が適当と判断することから始まる。転院基準は各地域，施設規模，経験などで異なり，明確なものはない。それが故に患児紹介のやり取りでコミュニケーションエラーを起こしやすいともいえるが，送る側の主観的判断であったとしても危険と判断しているならば，転院させることが正解である。その部分で余計な時間を費やしてはならず，可能な限り受ける側と送る側に相互理解があるとよいであろう。結果として軽症であったならば，双方として喜ぶべきことである。

2 搬送前の安定化

転院搬送前の処置をどこまで行うかは難しい問題である。**表Ⅶ-1**に病態にあわせた搬送前の対応例をあげる。

搬送中のリスクや対応の難しさを考えれば，搬送前にできる限りの安定化を図ることは重要である。搬送前の気管挿管と搬送中の気管挿管では勝手がまったく違う。一方，安定化のために行う対応を増やせば，人や物の資源が限られた環境で多くの時間を費やすこと

表Ⅶ-1 病態別対応例

呼吸	酸素投与	バッグ・バルブ・マスク換気		エアウエイ	気管挿管
循環	輸液路確保（末梢静脈路，骨髄路）			急速輸液	血管作動薬
神経	血糖測定，糖補充	抗けいれん薬		切迫脳ヘルニア対応	

になる。さらなる病態悪化時に対応困難となる危険性もあり，迅速な転院先への移動が優先される場合もある。転院搬送先の医師と患者情報を共有する際に，安定化のために必要な処置を共有することが勧められる。時に患児の病態が不安定で動かすことができない場合もあり，転院搬送先の小児搬送チームが迎えに来る方式をとる地域もある。各地域でさまざまな手段が選択できるように，日常的に連携を図っておくことが望ましい。

❸ 搬送方法の選択

多くの地域で消防の救急車両が第一選択となっている。近年は各地にドクターヘリの配備が進み，迅速に搬送することが可能な場合もある。防災ヘリの選択肢もあるが，これは緊急性，公益性，非代替性が求められ，日ごろから消防本部と緊急時対応の話し合いを行い，対応手段を確認して意思疎通を図っておくことが勧められる。

医師が同乗するのか，看護師が同乗するのか，家族のみなのかの判断も難しさがある。少なくとも心停止が切迫していると判断し，対応した場合は医師同乗が必須である。

搬送手段として，自家用車や公共交通機関を選択することがある。軽症と判断してのことであるが，細心の注意を払って判断する必要がある。少なくとも入院依頼目的で紹介するような患児であり，全身状態がよいと言いきるのは難しいはずである。さらに，自家用車を選択した場合，家族は入院準備として，一度自宅に戻るなどの行動をとることがあるため，家族，転院搬送先医師と移動にかかる時間や予定の共有を確実に行うことでコミュニケーションエラーの発生を抑えられる。

転院搬送先への事前連絡内容は小児搬送チェックシート（Ⅲ章 p.51 参照）にすべて記載できるようにしておき，事前情報共有はできる限り客観的データ（バイタルサイン，検査結果など）を含めて

全身状態の伝達を行うようにすることを推奨する。

❹ 搬送用資機材の準備

　消防の救急車両に小児用資機材が充足されているとは限らない。血圧測定用のカフ，パルスオキシメータ用のセンサーなど小児特有のサイズが必要であり，それが車載されていなければ，モニタリングさえも十分にできないことがある。ある地域の報告でも小児用資機材は救急車の約70％において，整備不十分と報告され，その理由として予算不足，使用頻度が少ないとなっている[1]。これらの背景から，重篤小児搬送においては，あらかじめ各施設で小児搬送用資機材セットを準備しておくことが推奨される。最低限必要と思われるリストの一例を**表Ⅶ-2**に示す。おおむね診療所から中核病院まで30分程度の移動を想定している。これらはCT，MRI検査などリスクを伴う施設内搬送や想定外の緊急時対応においても利用できる。各施設の規模や役割に応じて搬送用資機材セットの内容を十分に検討することが望まれる。

❺ 車内収容時の注意点

　救急車に収容することで転院搬送先へ出発できるが，この過程であわててはならない。患児をベッドから移動させ，車内収容する過程は搬送のなかでも注意すべきポイントになる。屋外に出ることで体温変動が起きる，わずかな上下動でも循環動態が悪化する，移動に伴って気管チューブの先端位置が変化し，換気不全になる，など多くのリスクがある。無事，車内収容した後もモニタリングができているか確認し，医療機器のみではなく，同乗医師は自らの五感も使って診察し，病態変化がないか確認を行う。安定していることを確認したうえで出発の指示を出すべきである。不安定であれば，出発は一時保留し，必要な評価，対応を行い，安定化を図ってから出発する。

　搬送中に起こりうる注意すべき病態，トラブルについては種々の報告があり[2]，注意しなくてはならない。**表Ⅶ-3**にそれらを簡潔に示す。起こりうることを予測し，準備をしておく。

　搬送中は適切なモニタリングを行うことが求められる。心拍数，呼吸数，パルスオキシメータ，血圧，体温，呼気CO_2モニターなど，

表VII-2　小児搬送用資機材リストの一例

	項目	内容・サイズなど
呼吸	自己膨張式マスク（BVM）	バッグ，マスクは体格に応じて選択
	口・鼻咽頭エアウエイ	新生児，乳幼児，学童
	吸引用カテーテル	6 Fr，8 Fr，10 Fr
	喉頭鏡（ハンドル，ブレード）	乳児，小児，成人 予備電球・予備電池
	固定関連	固定用テープ，バイトブロック
	気管チューブ・スタイレット	2.5〜7 mm （体格に応じて，その前後 0.5 mm サイズを選択）
	呼気 CO_2 モニター	
	胸腔穿刺用留置針	留置針 14〜18 G
循環	留置針	18 G，20 G，22 G，24 G
	骨髄針	15 G
	輸液路関連	延長チューブ，三方活栓，駆血帯 輸液ルート，アルコール綿など
	シリンジ	1 ml，2.5 ml，5 ml，10 ml，20 ml
	注射針	18 G，22 G，25 G
	生理食塩水・リンゲル液	500 ml
	固定関連	ドレッシング剤，テープ，シーネ，包帯など
その他	バイタルサイン評価関連	パルスオキシメータ用センサー 血圧計，簡易血糖測定器，体温計
	診察関連	聴診器，舌圧子，ペンライトなど
	記録関連	搬送記録用紙，クリップボード 筆記用具など
	はさみ	
	ビニール手袋	S，M，L
	ガーゼ（圧迫用，被覆用）	
	各種薬剤（アドレナリン，硫酸アトロピン，抗けいれん薬，ブドウ糖液，ステロイドなど）	

VII 重篤小児の安定化と施設間搬送

表VII-3　搬送時に起こりうるトラブル

呼吸	事故抜管，気管チューブの閉塞（痰，屈曲），気胸
循環	循環不全，不整脈，輸液路トラブル（閉塞，漏れ，抜去）
神経	けいれん，不穏，呼吸停止（脳圧亢進）
外表	低体温，高体温，発疹（薬剤）
その他	低血糖，医療機器トラブル（バッテリー切れ，電力不足，故障）

できる限り評価項目を多く設定することで患児の転帰改善，入院期間短縮が見込まれる[3]。これらは15〜30分ごとに評価を繰り返す。搬送中のバイタルサインの変化や行った医療行為があれば，簡単に記録し，到着後に申し送る必要がある。

⑥ 搬送中の家族対応

地域や状況にもよるが，家族が同乗することもあると思われる。患児の精神的安定化を図るうえで重要な存在でもあり，転院搬送先での情報共有においても欠かせない存在ではあるが，車内では悪化時に対応の遅れの原因となる可能性もあり，あらかじめ搬送の危険性を説明し，家族の座席位置を検討しておく。また，搬送中は医療者から不用意な発言が多く出るタイミングでもある。適度な励ましなどはあってもよいが，お互いに不安定な精神状態にあり，病状説明以外の不用意な発言は慎んだほうがよく，患児の管理に全力を注ぐことを家族も望んでいる。

⑦ 搬送中の緊急時対応

搬送中に病態悪化が起きた際は，3つの「あ」に注意する。
「あわてない」「あらげない」「あきらめない」である。

限られた環境と限られた人員で患児の状態が悪化した場合，あわててしまうのは仕方ないことである。しかし，あわてることで視野が狭くなり，判断力が低下する。落ち着き，対応すべきことを確認する。病状変化があり，子どもに心停止が切迫していると感じたのであれば，迷うことなくABCDE評価を行い，対応について検討する。

その際に大きな味方になるのが同乗している救急隊員である。ここで声をあらげて萎縮させてしまっては最高のパフォーマンスを発

揮できず，チーム医療の遂行は不可能である。明瞭な声で明確な内容の指示を出すよう努める。チームリーダーとしての自覚をもち，チームを安定化させることも患児を守るための重要な役割である。

搬送中の車内で呼吸停止，心停止した場合でも救命される症例はあり，あきらめてはいけない。米国の報告では小児搬送チームの4割以上がそのような症例の経験をしていた[4]。迅速に胸骨圧迫と人工呼吸を開始し，継続する。大きな病状の変化があった際は，搬送中であっても搬送先施設に状況と対応を伝えなくてはならない。さらに，判断に迷うことがあれば，相談することも手段として残されている。手が離せず自ら連絡できない場合は救急隊員にその役割を依頼する。

8 到着後

転院搬送先に到着すると同乗医師は安心し，集中力が切れてしまう傾向にある。降車時も乗車時と変わらず病態変化が起こりやすく，ルート類のトラブルも起きやすい。とくに，電力（コンセント），酸素（チューブ）にはその供給先について注意が必要である。通常は救急車に接続されており，移動用のものに確実に変更してから降車する。搬送完了までは集中して患児の全身状態把握に努める。到着直前から車内でこれらの準備をしておくことで円滑な降車が可能となる。

降車後は明確な申し送りを行い，医療スタッフへのあいさつと家族への言葉がけなど，最後まで礼節を尽くす。

9 搬送後の考証

重篤小児の救急搬送事例はきわめて限定的である。一人の医師，一人の救急隊員が経験する数は限られている。総務省発表の『令和5年版　救急・救助の現況』において，18歳未満の小児の搬送は全搬送数の7%である。さらにその小児搬送総数のわずか1%が重篤小児とされており，搬送事例がきわめてまれであることを示している[5]。

それゆえ，重篤小児搬送事例が発生した場合は，その後に地域で事例の事後評価を行い，よい点，悪い点をあげ，共有していく必要がある。100点満点の搬送が存在することはなく，必ずそこには反

省点があり，それを振り返り蓄積することで地域の小児搬送の質は高まるはずである。

その際の評価項目としては，搬送先への事前連絡内容，出発前評価，安定化の内容，携行医療用資機材の過不足，搬送方法の選択，救急隊員との連携，搬送中経過，搬送後の申し送り内容など多くの項目がその評価としてあがり，さらに搬送後の患児の臨床経過を共有することも意義深いことである。

⑩ わが国の施設間搬送の未来

重篤小児の救命率改善に向けて，地域における重篤小児のさらなる集約化は必要であり，わが国においてもより強く推し進めなくてはならない。中核施設においてトレーニングされた専門の小児搬送チームが重篤小児を搬送するようになれば，よりよい転帰がもたらされるであろう[6]。しかし，それまでは各地域で，子どもたちの重症化を予防するための議論をさまざまな視点で行い，搬送医療のあり方を考えていかなくてはならない。これまで，わが国の小児医療において，施設間搬送はただの移動ととらえ，そのリスクの認識が不足していた傾向にあった。小児科医の間でも施設間搬送は危険を伴う医療行為であることを共通認識とし，事前の準備を怠ることなく，よりいっそう発展させていかなくてはならない。

● さいごに

全国の小児科医が施設間搬送を決断するのはただ一点，「危機的状況にある目の前の子どもの命を守るため」である。一次医療から三次医療まで，各立場でできることを積極的に行い，協力して次へつなげることで救われる命があるはずである。

文　献

1) 櫻井淑男，山内一，田村正徳；埼玉県医師会母子保健委員会：埼玉県内の救急車における小児の医療用資機材の整備状況について（第二報）. 日小児救急医会誌 14：6-9, 2015.

2) Haydar B, Baetzel A, Elliott A, et al：Adverse events during intrahospital transport of critically ill children：A systematic review. Anesth Analg 2019（Online ahead of print）.

3) Stroud MH, Prodhan P, Moss M, et al：Enhanced monitoring improves pediatric transport outcomes：A randomized controlled trial. Pediatrics 127：42-48, 2011.

4) Noje C, Bembea MM, Nelson McMillan KL, et al：A national survey on interhospital transport of children in cardiac arrest. Pediatr Crit Care Med 20：e30-e36, 2019.

5) 総務省消防庁：1. 救急業務の実施状況概要（救急出動件数及び搬送人員）. 令和5年版　救急・救助の状況, 2024.

6) Orr RA, Felmet KA, Han Y, et al：Pediatric specialized transport teams are associated with improved outcomes. Pediatrics 124：40-48, 2009.

Ⅶ

重篤小児の安定化と施設間搬送

JPLS 評価対応カード

第一印象		対応
生命徴候なし⇒反応を確認して「BLS アルゴリズム」へ		
心停止の切迫の有無	心停止が切迫	→人・酸素・モニター→一次評価
(視覚と聴覚で感じる)	切迫していない	→一次評価

A【気道】		対応
気道の開通性	分泌物	→吸引(口腔・鼻腔)
	舌根沈下	→肩枕・エアウエイ, BVM 準備
	気道浮腫	→呼吸しやすい体位, BVM 準備

B【呼吸】	分類	対応
呼吸数/胸壁の動き	**呼吸窮迫**	→酸素投与, BVM を準備
努力呼吸の有無		
呼吸音の異常	**呼吸不全**	→＋BVM で補助換気
SpO_2		

C【循環】	分類	対応
脈拍数/脈の強さ	**代償性ショック**	→酸素, 輸液路確保, 急速輸液
末梢皮膚(色調/温度)		
毛細血管再充満時間[CRT]	**非代償性ショック**	→＋骨髄路, 急速輸液の反復
血圧		

D【神経】	分類	対応
意識レベル[AVPU]	**意識レベル低下**	→ABC に対する対応, 血糖測定
瞳孔所見(径・左右差)	けいれん(重積)	→＋抗けいれん薬投与
(対光反射)	切迫脳ヘルニア	→＋切迫脳ヘルニアへの対応

E【外表所見と体温】		対応
外表所見	活動性出血	→圧迫止血
体温	低体温	→保温, 体表加温
	高体温	→受動冷却, 体表冷却

第一印象：心停止，もしくは心停止が切迫している程度を判別する

■ 心停止⇒「BLS アルゴリズム」

■ 症候性徐脈⇒「徐脈アルゴリズム」

■ 気道閉塞⇒「気道異物除去法」

一次評価：ABCDE の順に評価，分類，対応を行う

[A] エアウエイの種類と挿入長の目安

• 口咽頭エアウエイ：門歯から下顎角までの長さ

• 鼻咽頭エアウエイ：外鼻孔から外耳孔までの長さ

[B] 人工呼吸の回数

• 呼吸がなく，十分な速さの脈拍が確実に触知できた場合には，12〜20 回/分

• 呼吸不全の場合：年齢相当の換気回数を目安に補助換気

[C] 急速輸液の方法

• 等張性晶質液（細胞外液補充液）10〜20 ml/kg を急速投与（約5〜10 分）

[D-1] 意識レベル

A（清明），V（呼びかけに反応），P（痛み刺激に反応），U（無反応）

[D-2] 低血糖への対応

• 20%ブドウ糖液（2.5〜5 ml/kg）を投与（IV/IO）

[D-3] 切迫脳ヘルニア（意識レベル低下＋瞳孔不同）への対応

• ABC 安定化後に頭部 CT，脳神経外科医に相談

• 緊急時は短時間の過換気（例：乳児 30 回/分，小児 20 回/分）を考慮

• 20%マンニトール（2.5〜5 ml/kg）を考慮

呼吸数・心拍数の目安と収縮期血圧の許容下限値

	0〜1 歳	1〜3 歳	3〜6 歳	6〜15 歳	成人
呼吸数（回/分）	30〜60	20〜40	20〜30	15〜25	10〜25
心拍数（回/分）	110〜160	90〜140	80〜120	60〜110	60〜100
血圧（mmHg）	>70	>70+2×年齢			>90

医療用 BLS アルゴリズム

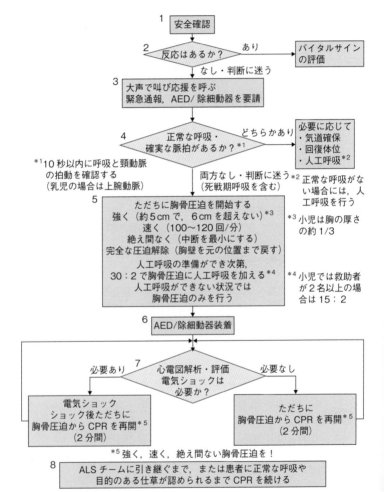

1 安全確認

2 反応はあるか？ ──あり──→ バイタルサインの評価

なし・判断に迷う

3 大声で叫び応援を呼ぶ
緊急通報，AED/除細動器を要請

4 正常な呼吸・確実な脈拍があるか？*1 ──どちらかあり──→ 必要に応じて
・気道確保
・回復体位
・人工呼吸*2

*1 10秒以内に呼吸と頸動脈の拍動を確認する
（乳児の場合は上腕動脈）

両方なし・判断に迷う（死戦期呼吸を含む）

*2 正常な呼吸がない場合には，人工呼吸を行う

5 ただちに胸骨圧迫を開始する
強く（約5cmで，6cmを超えない）*3
速く（100～120回/分）
絶え間なく（中断を最小にする）
完全な圧迫解除（胸壁を元の位置まで戻す）
人工呼吸の準備ができ次第，
30：2で胸骨圧迫に人工呼吸を加える*4
人工呼吸ができない状況では
胸骨圧迫のみを行う

*3 小児は胸の厚さの約1/3

*4 小児では救助者が2名以上の場合は15：2

6 AED/除細動器装着

7 心電図解析・評価
電気ショックは必要か？

──必要あり──→ 電気ショック
ショック後ただちに
胸骨圧迫からCPRを再開*5
（2分間）

──必要なし──→ ただちに
胸骨圧迫からCPRを再開*5
（2分間）

*5 強く，速く，絶え間ない胸骨圧迫を！

8 ALSチームに引き継ぐまで，または患者に正常な呼吸や
目的のある仕草が認められるまでCPRを続ける

〔JRC蘇生ガイドライン2020より引用，転載時は左記からの引用として許諾を得てください〕

小児の徐脈アルゴリズム

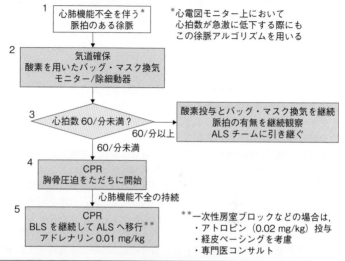

1　心肺機能不全を伴う*
　脈拍のある徐脈

*心電図モニター上において
　心拍数が急激に低下する際にも
　この徐脈アルゴリズムを用いる

2　気道確保
　酸素を用いたバッグ・マスク換気
　モニター/除細動器

3　心拍数 60/分未満？

酸素投与とバッグ・マスク換気を継続
脈拍の有無を継続観察
ALS チームに引き継ぐ

60/分以上

60/分未満

4　CPR
　胸骨圧迫をただちに開始

心肺機能不全の持続

5　CPR
　BLS を継続して ALS へ移行**
　アドレナリン 0.01 mg/kg

**一次性房室ブロックなどの場合は,
　・アトロピン（0.02 mg/kg）投与
　・経皮ペーシングを考慮
　・専門医コンサルト

無脈性電気活動（PEA）・心静止に進展した場合は, 心停止アルゴリズムへ

〔JRC 蘇生ガイドライン 2020 より引用. 転載時は左記からの引用として許諾を得てください〕

おわりに
（コースハンドブック初版）

日本小児科学会としての「小児診療初期対応コース」
（Japan Pediatric Life Support：JPLS）
事業活動開始において

　日本小児科学会（JPS）が公益社団法人化する前だったと思い出しますが，時の学会長の五十嵐隆先生が，日本小児科学会版のPALSができないか，と当時小児救急委員会担当理事の清澤伸幸先生に打診があり，委員長をしていた私に話がきた。二人で話した結果，清水直樹先生を代表とする作業部会を，救急委員会に作ることになった。しかし，再編成JPS理事会が委員会の組織変更を行い，小児救急委員会は委員会を複数抱えた小児医療委員会へと編纂され，JPS版PALS作成の話が自然消滅的にほとんど下火になってしまった。数年後，厚労省，日本医師会など多くの組織団体が参画し年1-2回行われる小児救急医療委員会の席上で，日本小児科医会から開業医が一日の参加で受講・資格取得できるミニPALSみたいなものができないか？　との意見が出され，これを受けて五十嵐隆会長が再度JPS版PALSを策定しようと指示された。当時の担当理事の寺井勝先生と小委員会を作ろうということと，再度新規JPS理事会となった時点で，小児医療委員会から独立して小児救急委員会を再編成し，その中に「蘇生教育コース」小委員会を作り，清水直樹先生を主担当に活動が始まった。この中で実戦部隊として胎動を開始したのは西山和孝・種市尋宙・井手健太郎の3人の先生達であり，彼らの手作りのコース骨格ができ，その車輪となったのが，太田邦雄先生・新田雅彦先生でまとめ役が清水直樹先生という布陣で走り出した。

　まずは若手3人の先生がたの献身的な尽力で，α版を富山大学で日本臨床救急医学会に合わせて開催し，受講生の評価を受け，さらにβ版を金沢大学，大阪医大，東京世田谷医師会で行い，若手〜中堅小児科医，開業医，看護師等の受講があり，その評価を受けて，本格的に受講コースを公益社団法人JPSの活動事業として平成28年度から開催することが理事会決定・予算化され，第1回本コースとインストラクター養成コースが12月10日11日に行われる。

　そのコンセプトは「蘇生の前に，防ぎうる心停止をなくす」であるが，まさに小児診療初期対応の診療哲学で，この姿勢が永遠に必要である。す

なわち，本講習コースが「小児診療初期対応コース（Japan Pediatric Life Support：JPLS）」と命名されたこともご理解いただけるものと考える。

　JPLS コースが JPS 理事会で認められ，学会の活動事業となったことは，今後の小児科専門医にとって，必要不可欠な知識・スキルとなっていくものと期待され，必然的にその普及・浸透が望まれ，専門医取得・維持に関して何らかのインセンティブとなっていくであろう。

　この「小児診療初期対応コース」のコンセプトは，日本の子ども達のために，すべての小児科医が，小児医療に関わる医師が，身に付けなければならない，対応できねばならない診療スキルであり，この考えが小児診療の礎石となることが必要である。これによって，日本のどこにいても，すべての子ども達が，同じこの JPLS スキルで初期対応され，予防可能な心停止に陥る子どもが一人でも減ることを願うばかりであるとともに，小児科医同士が，小児医療者同士が，さらには小児医療者と保護者が JPLS という共通言語を用いて協働で行う，子ども診療の理想的な世界が，親子のユートピアたる診察室が，できる時代がくることを願っている。

　末尾ながら，献身的な努力を惜しまず，現在もコース策定に尽力してくれている３人衆に心から再度，御礼を申し上げるとともに，色々と事務的な指導・便宜を図って下さった JPS 事務局の内堀裕子さまに深謝します。

2016 年 11 月 1 日

日本小児科学会小児救急委員会前委員長

市川　光太郎

〔『JPLS コースハンドブック』（初版）より転載〕

おわりに
～JPLSでつながる・つなげる～

あの時もっと何かできたのでは…と思う経験，懸命の治療も叶わずに助けられなかった子どもたちへ思いを馳せること，みなさんそれぞれにあると思います。また，これまで遭遇したことのない状態の悪いお子さんへの対応に迫られたとき，どうしよう…と思っている方々もいらっしゃると思います。きっとみなさんそれぞれの思いを秘めながらこのガイドブックを手に取られ，コースに参加いただいていると思います。

「防ぎうる心停止から子どもたちを守る」ため，2016年に産声をあげたJPLSコースは，これまでに1,000人以上みなさまに受講いただきました。JPLSコースは，小児科専攻医の方だけはなく，病院の中堅の先生，開業の先生など，様々な世代・職場環境の方々に受講いただいています。当日学習ではグループの中で経験の共有や普段触れない考え方に触れることでも得ていただけることがあります。また，その中で受講生や講師がつながっていくことも地域医療にとってとても重要なことですし，またJPLSの醍醐味の一つと思います。

このたび『JPLSガイドブック』は第2版の出版となりました。第2版では，オリジナルのコースガイドであるⅢ章の『JPLSコースハンドブック』を現在のコースに沿った形に一部改訂し，また，Ⅳ～Ⅵ章の『救急蘇生法の指針』は2020年版に変更しています。出版にあたり，本コースの策定・開催に力を尽くしていただいた方々，そしていつもコースの運営を支えていただいているJPLS事務局の正直弓枝さま，赤池学さまに感謝申し上げます。

JPLSでつながり，子どもたちのいのちをつなげていくこと，そして，みなさんそれぞれの思いが未来の子どもたちへとつながるように，本書もその一助となることを願っています。

2024年6月吉日

日本小児科学会 JPLS委員会委員長

賀来　典之

JPLS 委員会　委員・オブザーバー

索　引

数字・欧文

Ⅲ度（完全）房室ブロック　127
4つのHと4つのT（4H4T）　108,
　117
α 遮断薬　136
ABCDE アプローチ　78
ABCDE 評価　27
AED　69, 90, 98, 106
Ai　138
ALS　69, 106, 108, 135
ATP　121, 130
AVPU　79
BLS　69, 88
BLS アルゴリズム　89, 107
BVM　27, 40, 84, 95, 96
BVM による人工呼吸　96
cold shock　133
CoSTR　5
COVID-19　12
CPR　69, 88, 92, 97, 106, 115
CPR の継続　98
critical care response team
　（CCRT）　69, 86
CRT　29, 76, 79
DOPE　125
ductal shock　132
esophageal detector devices
　（EDD）　123
extracorporeal CPR（ECPR）　10,
　136
extracorporeal membrane oxy-
　genation（ECMO）　136
Fontan 術後　136

GCS　80, 81
Head-to-Toe アプローチ　80
Hib　74
Hib 感染症　74
ILCOR　5, 7
Japanese Pediatric Life Support
　（JPLS）　2
JPLS 講師養成コース　20
JPLS 評価対応カード　34
JRC 蘇生ガイドライン 2020　5
medical futility　138
medical emergency team（MET）
　69, 86
near-infrared spectroscopy
　（NIRS）　136
Neonatal Cardiopulmonary
　Resuscitation（NCPR）　68
PDEⅢ阻害薬　134
pediatric early warning score
　（PEWS）　86
pediatric intensive care unit
　（PICU）　115
PEEP　83
percutaneous cardiopulmonary
　support（PCPS）　136
PLS　68
PR 間隔　128
QRS 幅　128
QT 延長　129
rapid response team（RRT）　86
SAMPLE　80
sudden infant death syndrome
　（SIDS）　71, 72, 138

supraventricular tachycardia（SVT） 121, 128, 130

targeted temperature management（TTM） 10, 113, 114

torsades de pointes 122

Valsalva 法 130

VF 106, 115, 121

VT 115, 121, 129

warm shock 133

あ〜お

圧迫のテンポ 97

圧迫の深さ 97

アドレナリン 65, 108, 110, 116, 120, 121, 127, 132, 133

アトロピン 109, 121, 127

アナフィラキシー 63, 121

アナフィラキシーショック 133, 135

アミオダロン 8, 109, 116, 121, 129, 130

安定化 48

イオンチャネル異常 138

医学的無益 138

意識レベル 31

一次救命処置 69, 88

一次評価 27, 78

異物誤飲 72

異物誤嚥 72

医療用 BLS アルゴリズム 69, 88, 89

院内緊急コール 101

エネルギー減衰機能付き小児用（電極）パッド 98

エネルギー量 118

エピペン 63

塩化カルシウム 121

延命措置の差し控え 138

応援要請 103

か〜こ

外傷 108, 135

外表所見 32

回復体位 90

下顎挙上法 95

学習到達目標 14

下行大動脈遮断術 135

火災 72

家族の立ち会い 138

学校心臓検診 138

カテコラミン 133, 134

化膿性関節炎 74

カルシウム 109

カルシウム拮抗薬 121

換気回数 111

感染防護具 92

完全房室ブロック 127

陥没呼吸 37, 76

顔面冷却法 126

気管挿管 109, 120, 131

気管チューブ 122, 124

気管チューブ先端位置の確認 123

気管チューブの位置 126

気管チューブのサイズ 122

気管チューブの閉塞 126

気管内投与 120

気胸 126

気道 27

気道異物除去 69, 101

気道確保 96, 109, 120

気道の加湿 125

気道の吸引 125

気道浮腫　27

気道閉塞　72, 96, 112

虐待　58, 74

吸引カテーテル　125

救助者の疲労　97

急性喉頭蓋炎　74

急性中毒　108

急速輸液　43

窮迫呼吸　90

救命の連鎖　68

胸郭包み込み両母指圧迫法　94

胸骨圧迫　92, 93, 95, 102

胸骨圧迫と人工呼吸の回数比　97

胸骨圧迫と人工呼吸の組み合わせ　97

胸骨圧迫の中断　98, 108, 109, 115, 116, 125

胸骨の下半分　92

胸部突き上げ法　102, 103

緊急開胸術　135

緊急気管挿管　122

菌血症　74

緊張性気胸　108, 126, 132, 134

グルコン酸カルシウム　121

頸椎損傷　95

頸動脈洞マッサージ　130

頸動脈の拍動　90

経皮的心肺補助装置　136

経皮ペーシング　127

頸部側面 X 線写真　83

けいれん　31

外科的気道確保　124

血液培養　131

血液分布異常性ショック　81, 132, 135

血管収縮薬　108

血糖管理　114

解熱薬　113

原因の検索　108, 117

口咽頭エアウエイ　83

高カリウム血症　108, 121

抗菌薬　133

抗菌薬投与　135

高酸素血症　112

高体温　32

交通事故　73

喉頭鏡　120

高二酸化炭素血症　75

高濃度酸素　116

抗ヒスタミン薬　133

抗不整脈薬　8, 109

高用量アドレナリン　109

呼気 CO_2 モニター　109, 119, 125

呼気 CO_2 モニタリング　119, 125

呼気終末 CO_2 分圧　119

呼気終末陽圧　83

呼吸　28

呼吸管理　112, 120

呼吸窮迫　28, 37, 76

呼吸障害　36, 75

呼吸障害の分類　82

呼吸数の目安　29, 35, 79

呼吸生理　37

呼吸不全　28, 37, 75

骨髄炎　74, 119

骨髄針　85, 119

骨髄内投与　119

骨髄路　44

骨髄路確保　84, 108, 127, 131

骨髄路投与　119, 127

子ども虐待　59

コンパートメント症候群　119

さ～そ

シアン中毒　121
資器材の手配　90
事故　55
自己心拍再開　9
自己膨張式バッグ　83
自殺　70, 73
四肢冷感　76
施設間搬送　140
死戦期呼吸　90
児童虐待　74
自動体外式除細動器　69, 90, 98, 106
死亡時画像診断　138
シミュレーション　33
市民用 BLS アルゴリズム　69, 88
重症細菌感染症　74
集中治療室　134
重篤小児　49
出血性ショック　132
循環　29
循環血液量減少　108
循環血液量減少性ショック　81, 131, 134
循環障害　41, 84
傷害　55
小学生～大人用パッド　117
症候性徐脈　30
上室頻拍　121, 128, 130
小児医療体制　49
小児救命救急センター　115
小児循環器医　129, 130
小児診療初期対応　24
小児早期警告スコア　86
小児の死亡原因　70
小児の定義　68

小児搬送チェックシート　51
小児評価トレーニング　33
静脈内投与　119, 127
静脈路確保　108, 131
上腕動脈　90
食道挿管検知器　123
食物誤嚥　72
徐呼吸　91
除細動器　103, 106, 117
ショック　74, 84, 131
ショックの分類　82
徐脈　45, 46, 91, 121, 126
徐脈アルゴリズム　127
心エコー　118, 132
心外閉塞・拘束性ショック　81, 132, 134
心外膜炎　74
呻吟　37
神経原性ショック　132
心原性ショック　81, 133, 134
人工呼吸　125
心室細動（VF）　106, 115, 121
心室頻拍（VT）　115, 121, 129
心静止　106, 116
心臓手術後の低心拍出症候群　134
迅速対応チーム　86
心タンポナーデ　108, 118, 132, 134, 135
心停止　45, 46, 115, 121
心停止アルゴリズム　77
心停止の判断　90
心停止中の予後評価　137
心電図モニター　106
心電図モニタリング　126
心肺蘇生（CPR）　69, 88, 92, 97, 106, 115

心拍再開後の集中治療　69, 112
心拍数の目安　29, 35, 79
腎不全　122
髄膜炎　74
ステロイド　133
成人学習理論　19
成人用パッド　98
生命徴候　25, 77
声門上気道デバイス　119, 124
咳　101
舌根沈下　27
切迫脳ヘルニア　31
先天性心疾患　136
先天性代謝異常症　138
臓器障害　86
蘇生の中止　138

た～と

第一印象　25, 77
体温　32
体温管理　113
体温管理療法　10, 113, 114
体外循環補助装置　136
代謝性アシドーシス　108
代償性ショック　30, 42, 76
大腿動脈の拍動　90
炭酸水素ナトリウム　109, 122
単心室 Stage I（第 1 期）術後　136
チアノーゼ　90
窒息　101
チャイルドシート　73
中耳炎　74
通信指令員　8
低カリウム血症　108
低カルシウム血症　121
低血糖　108

低酸素血症　75, 112
低酸素症　108
低心拍出症候群　134
低体温　32, 108
低マグネシウム血症　116, 122
溺水　72
転院搬送　50, 140
電解質管理　114
電気ショック　106
電極パッド　117
電極パドル　117
同期電気ショック　130
瞳孔所見　31
洞性頻脈　130
等張性晶質液　85, 131, 132
等張性輸液　120
頭部外傷　73
頭部後屈あご先挙上法　95
動脈管依存性心疾患　132
ドパミン　121, 132
ドブタミン　121, 132, 134

な～の

二次救命処置　69, 106, 108, 135
二次性中枢神経障害　112
二次評価　79
ニトロプルシド　121
二本指圧迫法　93
日本蘇生協議会（JRC）　5
乳児　68, 88
乳児健診　72
乳児突然死症候群　71, 72, 138
乳児の胸骨圧迫　93
乳児の胸部突き上げ法　103
乳児の定義　68
乳児の背部叩打法　102

乳児用電極パッド　117
乳児用パドル　117
妊婦健診　74
脳浮腫　114
脳ヘルニア　79, 113
ノルアドレナリン　121, 133

は～ほ

肺炎　74
肺炎球菌感染症　74
敗血症　74
敗血症性ショック　133, 135
肺血栓塞栓症　108, 132
肺高血圧　135
バイスタンダー CPR　8
背部叩打法　101, 102
波形表示のある呼気 CO_2 モニター　123
波形表示のない呼気 CO_2 モニター　123
バソプレシン　109
抜管困難症　122
バッグ・バルブ・マスク　27, 40, 84, 95, 96
バッグ・バルブ・マスクによる人工呼吸管理　96, 97
バッグ・マスク換気　9, 84, 109, 112, 120, 124
バッグ・マスクによる人工呼吸　115
搬送　49, 140
搬送用資機材　143
鼻咽頭エアウエイ　83
皮下気腫　126
比色式 CO_2 検知器　109, 123
非代償性ショック　30, 42, 76

必要資器材の手配　103
非同期 CPR　97, 125
皮膚の蒼白　90
冷汗　76
鼻翼呼吸　37
頻拍　128
頻拍アルゴリズム　128
フェイスマスク　84
フェノキシベンザミン　136
腹部突き上げ法　101
不整脈　121
不慮の事故　68, 70
プロカインアミド　121, 129, 130
プロスタグランジン E_1　132
プロスタサイクリン　136
ヘッドボックス　83
ヘモフィルスインフルエンザ菌 b 型　74
ベラパミル　129
蜂窩織炎　74
房室ブロック　121
補助換気　40
ボタン型電池　72

ま～も

マニュアル除細動器　97, 106, 117
未就学児用パッド　98, 99
未就学児用モード　98
ミルリノン　122, 134
無脈性 VT　106, 115, 121
無脈性心室頻拍　106, 115
無脈性電気活動　106, 116
迷走神経刺激　121, 127, 129
メトヘモグロビン血症　121
毛細血管再充満時間　29, 76, 79

や〜よ

薬物投与　108
輸液　43, 84, 131
輸液不応性ショック　133
輸液路確保　84
用手的気道確保　39
翼状針　119
予後評価　137

ら・り

ライフジャケット　72
リズムチェック　106
リドカイン　109, 116, 122
留置針　43
両方向性 Glenn 術後　136
輪状甲状間膜（靭帯）切開　124
輪状甲状間膜（靭帯）穿刺　124
輪状軟骨圧迫　124

改訂第2版
JPLSガイドブック
小児診療初期対応コース

定価（本体価格2,800円＋税）

2021年4月1日　　第1版第1刷発行
2024年7月1日　　第2版第1刷発行

監　　修　　公益社団法人日本小児科学会
編　　集　　日本小児科学会JPLS委員会
発 行 者　　長谷川　潤

発 行 所　　株式会社　へるす出版
　　　　　　〒164-0001　東京都中野区中野2-2-3
　　　　　　Tel. 03-3384-8035（販売）　03-3384-8155（編集）
　　　　　　振替 00180-7-175971
　　　　　　http://www.herusu-shuppan.co.jp
印 刷 所　　三報社印刷株式会社

©2024, Printed in Japan　　　　　　　　　　〈検印省略〉
落丁本，乱丁本はお取り替えいたします。

ISBN 978-4-86719-093-7